오비소겐
독소의
역습

오비소겐 독소의 역습

가쿠 레이카 지음
정지영 옮김

삼호미디어
samho MEDIA

Contents

Prologue

몸의 독소를 배출하면 비만도, 병도 막을 수 있다

비만 대국 미국에서 알아낸 비만의 진짜 원인 010
당신은 비만의 원인인 오비소겐을 먹고 있는가? 014
몸속의 독소를 배출해야 날씬하고 건강해진다 017
비만도, 피로도, 불면도 오비소겐이 원인이다 021
해독력이야말로 독소에 대항하는 유일한 무기 024
실제 연령보다 빨리 늙는 조기 노화란? 028
조기 노화를 막는 간단한 체크리스트 032
모든 국민이 잠재적 비만인 시대를 현명하게 살아가는 지혜 038
해독 생활 : 오늘 할 수 있는 일부터 시작해보자 041

1장

먹다 보면 어느새 살이 찌는 오비소겐 식품

먹는 첨가물 : 슈퍼마켓과 편의점에서 파는 도시락과 반찬 048

인공감미료는 칼로리가 없지만 먹으면 살이 찐다 051

콘 시럽의 당분은 말도 안 될 정도로 많다 054

껌, 사탕의 향료에는 플라스틱이 사용된다 059

먹으면 기분 좋아지는 정제 당분의 공포 062

고기 비계와 닭 껍질에는 독소가 가득하다 065

초밥에 들어가는 연어는 화학물질을 먹고 자란다 068

식이섬유가 풍부한 톳에서 비소가 검출된다 072

페트병에 담긴 기름은 플라스틱이 녹은 유해 기름 076

소고기보다 닭고기, 참치보다 전갱이를 고르면 안전하다 080

2장

내가 쓰는 생필품에도 이렇게 독소가 숨어 있다

종이컵으로 뜨거운 커피를 마시면 살이 찐다 088

젖은 손으로 영수증을 만지는 것이 위험한 이유는? 092

지금 사용하는 젖병이 아기의 건강을 위협한다 096

타지 않는 프라이팬에는 함정이 있다 098

위험한 플라스틱 제품을 피하려면 102

편리하게 쓰는 알루미늄 포일에도 유해금속의 독성이 있다 106

사실은 립스틱과 함께 납도 먹는다 110
머리 염색약에 포함된 톨루엔은 신경 장애를 일으킨다 113
드라이 클리닝한 옷은 반드시 그늘에 말리자 119
그림이나 향이 첨가된 두루마리 휴지는 피한다 121
냄새는 사라져도 코를 통해 독소가 침투하는 무서운 방향제 124
균은 사라져도 피부로 독소가 침투하는 약용비누 126
40세 이상은 치아 충전재 아말감에 주의하라 127
보이지 않는 전자파가 뇌도, 마음도 파괴한다 130
전자파와 과식, 당질 중독의 의외의 관계 133
베갯머리에 스마트폰을 두고 자면 살이 찐다 135
전자레인지로 식품을 데우면 다이옥신이 발생한다 140
중국의 황사도 사실은 오비소겐이다 144

3장

장을 깨끗이 하면 몸의 독소가 빠져나간다

오비소겐에 대비하는 일은 장을 바로잡는 것부터 시작한다 148
장이 건강해지면 젊음도, 건강도 스스로 찾아온다 152
해독 포인트 : 장내 환경을 좋게 하라 155
이럴 때는 체내에 곰팡이가 자라고 있다 158
장을 깨끗이 하는 가장 간단한 방법 164
많은 사람이 우유, 요구르트가 맞지 않는다 169
하루 한 잔 식초를 마시면 해독력이 올라간다 172
더 먹고 싶다는 생각을 버리는 법 174

평생 건강을 손에 넣는 침실 만들기 178
침실에 둔 가습기에 주의하라 183
장과 뇌를 기분 좋게 활성화하자 187

4장

오늘부터 시작하는 해독력을 높이는 생활방식

일단 아침 햇살을 받으며 심호흡부터 시작하자 192
해독에는 세 가지 올바른 단계가 있다 195
수분을 듬뿍 섭취하면 해독 기능이 활성화된다 199
발꿈치를 들었다가 내리는 운동으로 혈액순환을 좋게 하자 201
천천히 땀을 흘리면서 독소를 배출하라 203
해독력을 높이는 식품 206
디톡스 음식 : 해독력을 높이는 간단 메뉴 214
자신도 잘 알지 못하는 식품 알레르기가 있다 224
세 가지 기름을 균형 있게 섭취하라 227
해독에는 음식 에너지가 절대적으로 필요하다 229
영양제는 살아 있는 장내 세균과 마그네슘을 추천한다 232

책을 끝내며 몸 안을 깨끗이 해서 새로운 자신을 만들어가자 236
참고문헌 238

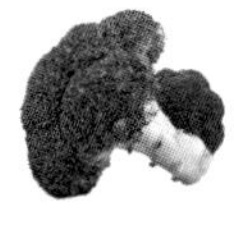

아침에는 카페에 들러 종이컵에 담긴 뜨거운 커피를 마시고,
점심은 패스트푸드나 편의점 도시락으로 해결한다. 그리고 저녁에는
편의점 과자로 출출함을 달랜다. 이런 일상적인 풍경 곳곳에
오비소겐의 위험성이 도사리고 있다. 우리도 모르는 사이에 독소를
먹고, 마시고, 흡입하고 만지는 상황에 놓여 있는 것이다.

Prologue

몸의 독소를 배출하면
비만도, 병도
막을 수 있다

오비소겐

비만 대국 미국에서 알아낸 비만의 진짜 원인

비만의 원인은 과식이나 운동 부족만이 아니다. 이렇게 말하면 "말도 안 돼."라며 믿기 힘들어하는 사람이 태반일 테지만 사실이 그렇다. 나는 의사로서 먼저 이 사실을 여러분에게 확실히 하고자 한다. 실제로 비만 대국이라고 불리는 미국에서는 이미 상식으로 통용되는 이야기다. 지금까지 칼로리 과다 섭취와 운동 부족 때문에 살이 찐다고 믿어왔지만 그 이유가 전부는 아니었음이 밝혀졌다. 미국에서는 아무리 칼로리 섭취를 줄여도, 운동을 열심히 해도 살이 빠지지 않는다는 사례가 빈번히 보고되고 있다.

어째서 칼로리 섭취를 줄이고 운동해도 살이 빠지지 않는 것일까? 그것은 평소 무의식중에 우리 체내로 흡수되는 어떤 물질이 비만을 일으키기 때문이다. 바로 오비소겐Obesogen 이라는 물질이 비만의 진짜 원인이다.

오비소겐이란 내분비 교란물질이라고 불리는 유해물질 중에서도 몸의 기능을 떨어뜨리고 유전자를 변형시켜 비만 체질로 만드는 유해물질을 말한다. 오비소겐은 비만을 뜻하는 'obese'와 물질을 가리키는 '-gen'을 조합한 단어다.

비만을 일으키는 실질적 위험인자로 미국에서 크게 주목받고 있지만 아마도 이 책에서 처음 접한 사람이 많을 것이다. 그러나 오비소겐은 우리와도 매우 관련이 깊다. 사실 우리가 실생활에서 접하는 많은 것들에 오비소겐이 함유되어 있기 때문이다. 대표적으로 편의점이나 카페에서 종이컵에 담아 판매하는 뜨거운 커피를 꼽을 수 있다. 매일 마시는 사람이 많을 정도로 인기가 높은데, 사실 커피와 함께 오비소겐도 마시고 있다는 사실을 알게 되면 많은 사람들이 깜짝 놀라게 될 것이다.

하지만 그게 사실이다. 이유는 뒤에서 설명하겠지만 "종이컵으로 뜨거운 커피를 마시는 사람은 머그잔으로 마시는 사람보다 쉽게 뚱뚱해진다."라고 말해도 과언이 아니다. 이 외에도 슈퍼마켓이나 편의점에 진열된 빵, 반찬, 도시락, 주먹밥, 과자, 플라스틱 용기로 포장한 값싼 소고기나 돼지고기,

패스트푸드점에서 파는 감자튀김과 음료, 페트병, 빨대, 불소수지 코팅 프라이팬, 밀폐 용기, 영수증 등 이렇게 평상시 우리가 먹고 마시는 식품에서 무심코 사용하는 생필품까지 오비소겐은 곳곳에 잠재되어 있다.

오비소겐에 관해 대책을 세우지 않는 한 아무리 칼로리 섭취를 줄여도, 운동을 해도 살을 뺄 수 없다. 게다가 비만이 진행되다 보면 점차 건강을 해치는 무서운 연쇄 작용이 일어날 수도 있다.

가까운 곳에 비만 위험이 도사리고 있다!

오비소겐을 함유한 식품 및 생필품

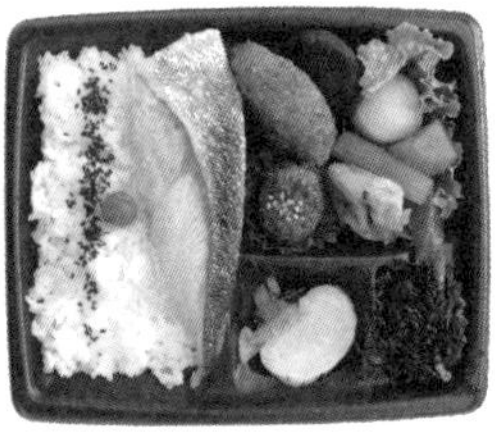

슈퍼나 편의점에서 판매하는 도시락

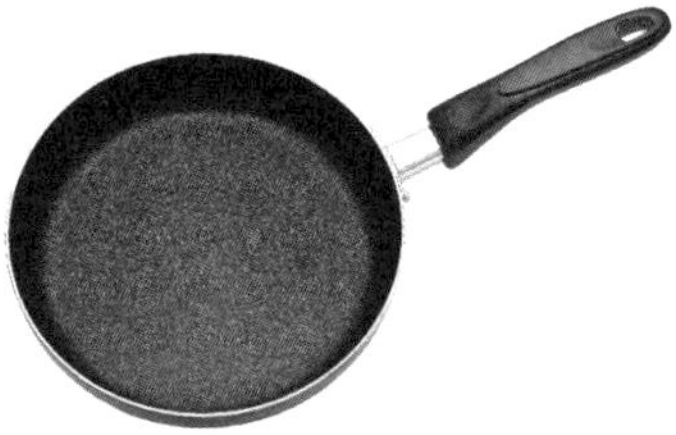

불소수지 코팅 프라이팬

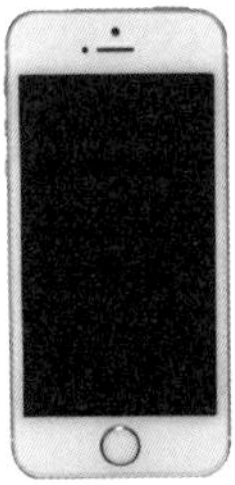

스마트폰

비만을 일으키는 물질인
오비소겐은 일상 속에
흔히 존재한다!

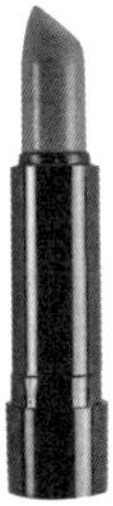

립스틱

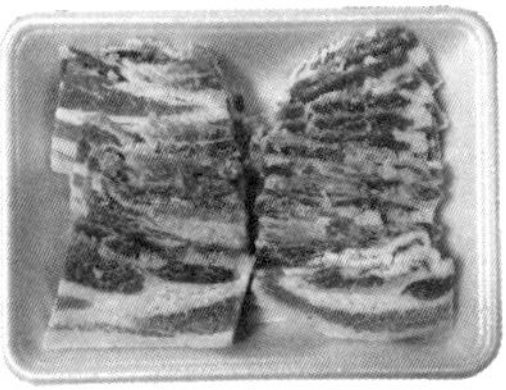

값싼 고기

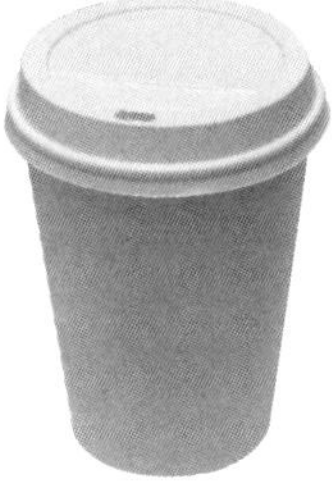

종이컵에 담긴 뜨거운 커피

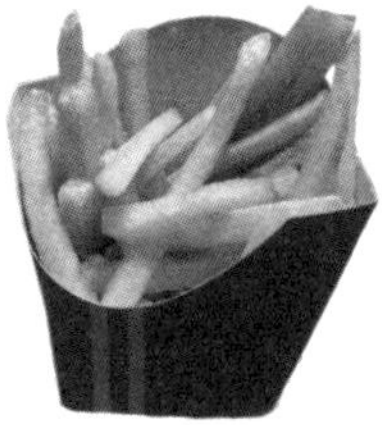

감자튀김

당신은 비만의 원인인 오비소겐을 먹고 있는가?

“최근 몇 년간 서서히 체중이 불었어요. 젊은 시절에는 날씬했는데 최근 옆구리와 아랫배가 두툼해진 기분이 들어요. 그런데 아무리 운동해도 살이 전혀 빠지지 않네요.”

그렇다면 그 뱃살 주변의 지방은 오비소겐이 원인일지도 모른다. 예를 들어 우리는 출출해지면 패스트푸드점에서 감자튀김과 음료수를 산다. 흔한 일이지만 사실 이 순간에도 다수의 오비소겐을 접할 가능성이 있다.

먼저 감자튀김을 튀길 때는 옥수수기름이나 콩기름을 쓴다. 이때 그 기름의 원재료가 되는 옥수수나 대두는 유전자 조작 농산물GMO일 가능성이 크다. 이어서 감자튀김의 원재료가 되는 감자는 사실 농약이 쉽게 잔류하는 구조다. 지금 예로 든 유전자 조작 농산물, 농약, 둘 다 오비소겐이다.

감자튀김 이외에도 안심할 수 없는 것들이 많다. 우리가 흔히 사용하는 밀폐용기에는 비스페놀A bisphenol A, BPA(1950년대부터 플라스틱 제품에 널리 사용되어온 화학물질로, 동물이나 사람의 체내로 유입될 경우 내분비계의 정상적인 기능을 방해하거나 혼란시킨다고 알려져 있다.)라는 플라스틱의 일종이 코팅되어 있다. 이것도 오비소겐이다. BPA는 감열지인 영수증에도 함유되어 있다. 영수증을 만진 손으로 감자튀김을 먹으면 체내에 더 많은 오비소겐이 침투하는 셈이다.

그렇다면 음료수는 어떨까? 기성품인 음료수에는 대부분 인공향료나 액상과당이 들어 있다. 인공향료도, 액상과당도 모두 오비소겐이다. 음료수가 들어 있는 용기도 지나칠 수 없다. 종이컵에도 BPA가 코팅되어 있다. 그 용기에 플라스틱 빨대를 꽂고 입으로 마신다면? 더 말할 필요도 없을 것이다.

대충 이런 형태로 패스트푸드점에 한 번 발걸음하기만 해도 다수의 오비소겐을 접하게 된다. 패스트푸드점을 예로 들었지만 앞서 말했듯이 종이컵에 담은 뜨거운 커피, 대량 생산되어 슈퍼나 편의점에서 판매하는 스낵 과자, 달콤한 과자, 빵, 반찬, 도시락, 주먹밥 등의 가공식품, 플라스틱 용기로 포장한 값싼 소고기와 돼지고기 등에 모두 오비소겐이 잠재되어 있다. 거기에다가 외식을 하면 플라스틱 용기나 나무젓가락 등 음식 이외에서도 오비소겐이 우리 몸속으로 들어올 위험이 있다.

아침에는 편의점이나 카페에 들러서 종이컵에 담긴 뜨거운 커피를 마시고, 점심은 패스트푸드나 편의점 도시락으로 해결한다. 저녁에는 편의점 과자로 출출함을 달랜다. 이런 일상적인 풍경 곳곳에 오비소겐의 위험성이 도사리고 있다. 우리는 모르는 사이에 비만을 초래하는 물질을 먹고, 마시고, 흡입하고, 만지는 상황에 놓여 있는 것이다.

몸속의 독소를 배출해야 날씬하고 건강해진다

그렇다면 어째서 오비소겐은 비만을 일으킬까? 먼저 파악해두어야 할 것은 인간의 세포막을 이루는 주성분이 지방질이라는 점이다. 음식의 영양소를 사용해서 에너지를 생성하는 미토콘드리아의 막도, 건강을 유지하기 위해 섬세한 작용을 담당하는 각종 호르몬도 주성분은 지방질이다.

무서운 것은 오비소겐의 대부분이 기름에 잘 녹는 성질(친유성)이라는 점이다. 기름에 잘 녹는다는 것은 지방질로 이루어진 세포막에도 쉽게 녹는다는 뜻이다. 즉 오비소겐은 세포 안이나 그 속에 존재하는 미토콘드리아에 쉽게 침투하여 호르몬을 교란시키는 작용을 한다. 이것이 오비소겐이 비만을 일으키는 진짜정한 원인이라고 일컬어지는 이유다. 오비소겐이 비만을 일으키는 주된 메커니즘은 다음과 같은 다섯 가지다.

1. 지방세포의 정상적인 유전자를 비만 유전자로 바꾼다. 지방세포의 수가 증가하고 결과적으로 지방 조직의 부피가 커진다.
2. 당 대사가 이상해지고 당이 지방으로 몸에 축적된다. 그 결과 비만이 되고 당뇨병에 걸릴 확률이 높아진다.
3. 호르몬의 작용을 교란시켜서 살을 빼는 호르몬의 작용은 약화하고, 살을 찌우는 호르몬의 작용은 강화한다.
4. 몸의 에너지 공장인 미토콘드리아의 작용을 저해하고 당 대사, 지방 대사를 정체시켜서 지방이 쉽게 쌓이는 체질로 바꾼다.
5. 뇌내의 미토콘드리아에 침투해서 뇌내 신경전달물질을 교란시키고 과식 등 비만으로 이어지는 섭식 행동을 일으킨다.

그래서 오비소겐에 확실히 대처하지 않으면 아무리 먹고 싶은 것을 참아도, 힘들게 운동을 해도 살이 빠지지 않는 것이다. 반면 오비소겐에 확실히 대처하면 체내에서 비만의 원인이 해소된다. 먼저 정상적인 유전자가 비만 유전자로 바뀌는 것을 방지하고 유전자 수준에서 살찌지 않는 체질이 된다. 몸속에서 호르몬이나 미토콘드리아가 정상적으로 작용하므로 대사도 좋아진다. 먹은 것을 에너지로 바꿔서 쓸데없는 지방을 축적하지 않게 된다. 게다가 "먹어도, 먹어도 만족스럽지 않다."는 과식 행동이 없어진다. 뇌 안의 신경전달물질이 정상화되어 정말로 필요한 칼로리에 만족하는 정상적인 식욕을 되찾을 수 있는 것이다.

즉 오비소겐을 막을 대책을 세우면 자연히 적정 수준으로 살이 빠진다는 말이다. 체중 감량을 목표로 식사를 제한하고 운동하면서 자신을 억제하지 않아도 비만으로 이어지는 이상한 생활습관 자체가 자연히 해소된다. 그러다 보면 어느새 식생활이 개선되고 적당한 운동 습관도 잡힌다. 그 결과 자연히 살이 빠지고 전보다 건강해지는 멋진 변화가 일어난다.

지금부터 소개하는 것은 오비소겐이 몸속에 들어오는 것을 방지하고, 체내에 축적된 오비소겐을 해독하는 방법이다. 효능은 단지 살이 빠지는 것에 그치지 않는다.

→ 건강하게 살이 빠진다.

→ 나이보다 젊게 보이고, 예뻐진다.

→ 스태미나가 증가하고, 피로 회복이 빨라진다.

→ 면역력이 좋아지며, 병에 잘 걸리지 않는다.

→ 정서가 안정된다.

→ 일의 능률이 올라간다.

→ 학습능력이 향상된다.

→ 호르몬 균형이 맞는다.

→ 피부가 좋아진다.

이렇게 여러 가지 기분 좋은 효과가 따라온다. 오비소겐에 대처하면 유해물질을 피하고 몸속을 깨끗하게 할 수 있으므로, 새로운 자신으로 태어나는 것과 같다고 할 수 있다.

비만도, 피로도, 불면도
오비소겐이 원인이다

소개가 조금 늦었지만, 나는 '기능 치료'라는 방법으로 비만을 비롯한 다양한 몸의 이상 증세로 고민하는 사람들의 건강을 지원하고 있다. 기능 치료란 비만이나 몸의 이상의 근본적인 원인을 연구하고, 손상된 부분을 회복해서 근본적인 문제를 해결하는 의료법이다. 동양에서는 아직 친숙하지 않지만 서양에서는 서서히 널리 알려지고 있는 치료법이다.

나는 30대의 대부분을 해외 임상 현장에서 보냈다. 30대가 되자마자 유럽으로 건너가서 호르몬 치료 트레이닝을 받았고, 그 후 싱가포르로 옮겨 그곳에서 내과, 부인과, 피부과에 걸쳐 있는 질환을 담당했는데, 이 경험이 기능 치료를 지망하는 계기가 되었다. 진료 범위가 넓어지자 내장 기관이나 진료 과목에 따라서가 아니라 근본적인 원인에 특화된 치료가 필요해졌기 때문이다.

일본에 돌아와서 기능 치료를 한 지도 벌써 10년이 넘었다. 그동안 내 클리닉에는 다양한 사람들이 찾아와주었다. 모두 한결같이 표준체중을 크게 넘거나 표준체중이라도 건강검진에서 콜레스테롤이나 중성지방 수치가 높다는 경고를 받는 등 비만과 관련된 문제를 안고 있었다. 그뿐 아니라 만성적인 피로, 관절통, 근육통, 습진, 설사, 변비, 현기증, 천식, 비염, 거친 피부, 우울 증상, 건망증, 불면, 부종, 동맥경화, 통풍 등 크든 작든 다양한 이상 증세를 호소했다. 비만과 명확히 관련된 것부터 얼핏 관계가 없어 보이는 것까지 꼽자면 끝이 없다.

처음 증상은 여러 갈래로 나뉘지만 모두 본인 입장에서는 매우 평범한 일상생활을 하다가 증세가 나타나는 것이다. 그 탓인지 모두 처음에는 '어째서 몸 상태가 계속 안 좋은 거지?'라며 당혹스러워한다. 하지만 진단해보면 대개 외식이나 인스턴트 음식을 자주 먹는 식습관이 있거나 플라스틱 유래의 유기화합물이나 유해금속이 체내에서 높게 검출되는 등 오비소겐이 비만과 이상 증세를 일으키고 있다고 판정되는 경우가 많다.

식사나 생활환경의 개선으로 새롭게 몸으로 들어오는 오비소겐을 줄이고 동시에 해독기능과 같은 본래 몸의 기능을 되살리면, 살이 빠지거나 건강해지는 등 그때까지 하던 고민들이 거짓말처럼 스르륵 사라질 것이다. 3개월 만에 5~10킬로그램을 감량하는 일도 드물지 않다. 개중에는 치료를 병행하였더니 표준체중을 대폭 넘긴 몸무게에서 반년 만에 15~20킬로그램을 감량한 경우도 있었다.

이렇게 매일 자기 몸을 훌륭하게 개선하는 환자들을 볼 때마다 역시 현대의 비만도, 병도 그 원흉은 오비소겐이라고 다시금 확신했다. 나의 클리닉에서는 환자 본인이 오비소겐 문제에 대처하게 하는 한편 개개인의 증상에 맞추어 다양한 지도와 근본적인 원인에 대응한 치료를 시행하고 있다. 그래서 효과가 금방 눈에 띄게 되며, 치료 없이 본인 혼자서 오비소겐에 대처하기만 해도 1년에 5~10퍼센트 정도의 체중 감량은 충분히 기대할 수 있다.

해독력이야말로 독소에 대항하는 유일한 무기

우리 체내에 일시적으로 독소를 모으는 통이 있다고 상상해보자. 오비소겐이나 그 외의 독소를 함유한 음식이나 생필품을 접할 때마다 그 통으로 일단 독소가 들어간다. 우리 몸은 원래 해독력을 지니고 있다. 그 해독력으로 인해 통에서 독소를 퍼내서 체외로 배설하는 과정을 반복한다.

본래 이 통은 독소의 임시 보관소다. 이곳에서는 끊임없이 독소를 퍼내는 작업이 이루어지는 것이 이상적이다. 그런데 통에 대량으로 독소가 들어오거나 일정한 속도로 독소가 계속 들어오면 독소를 퍼내는 능력이 이를 따라가지 못하게 된다. 거기에 또 독소가 들어오면 급기야 통이 넘치고 만다.

통에서 독소가 넘친다는 것은 독소가 통상적인 해독 루트

몸속에 독소가 계속 들어오면 어떻게 될까?

정상적인 상태

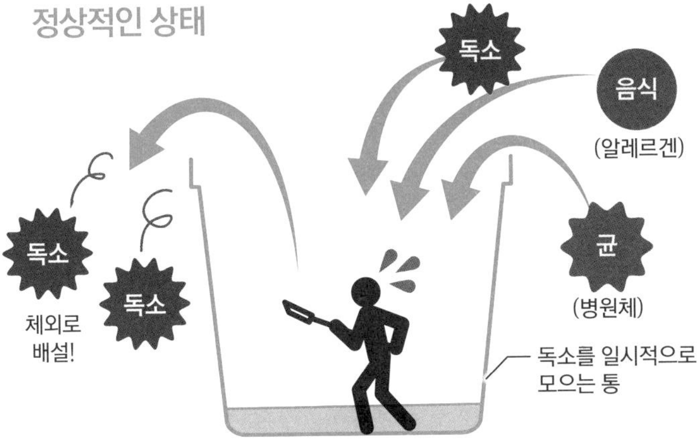

끊임없이 독소를 퍼내는 작업이 시행되고 있다.

계속해서 독소가 들어오면

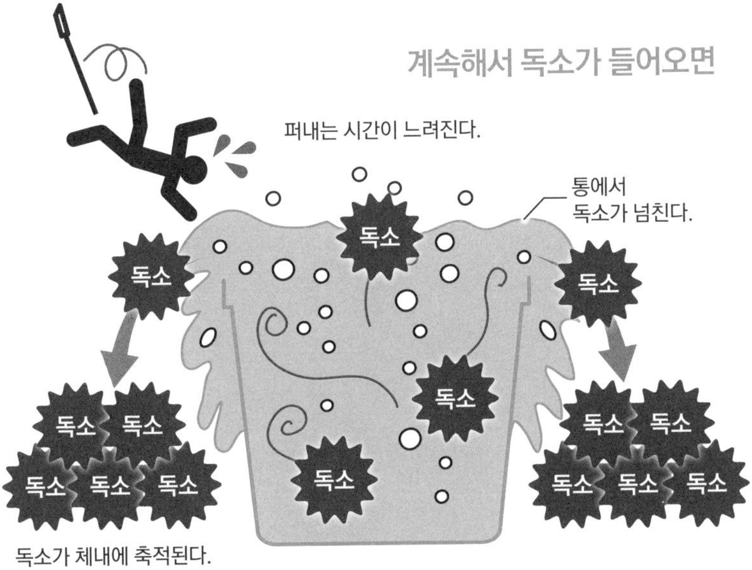

독소가 체내에 축적된다.

에서 벗어난다는 뜻이다. 이렇게 되면 몸에 침투하기 쉬운 친유성의 독소가 장기간 체내에 체류하고, 유전자나 호르몬, 뇌내 신경전달물질에 작용하는 것을 허용하고 만다.

통은 모두에게 준비되어 있지만 그 사이즈나 독소가 쌓이는 속도에는 개인차가 있다. 선천적으로 정해진 경우도 있고, 후천적으로 바뀌는 경우도 있다. 어느 쪽이든 통이 가득 찬 상태에 가까워지지 않는 한 독소를 접해도 바로 어떤 문제가 일어나지 않는다. 다만 독소를 퍼내려면 에너지가 필요하다. 독소가 끊임없이 통에 들어가고 그것을 퍼내는 작업을 하다 보면 당연히 몸은 피폐해진다.

통이 깊을수록 독소가 쌓일 여유 공간이 많아지므로 그에 비례해서 해독력도 올라간다. 그러면 유전자나 호르몬이나 뇌내 신경전달물질도 오비소겐의 악영향을 받지 않고 본래의 기능을 다할 수 있다. 이렇게 몸의 당 대사, 지방 대사나 섭식 행동이 정상적이면 자연스럽게 살이 빠지고 건강해진다. 그렇다면 어떻게 통에 여유 공간을 만들 수 있을까? 그것이 비만에서 비롯된 온갖 질병을 방지하는 비결이다.

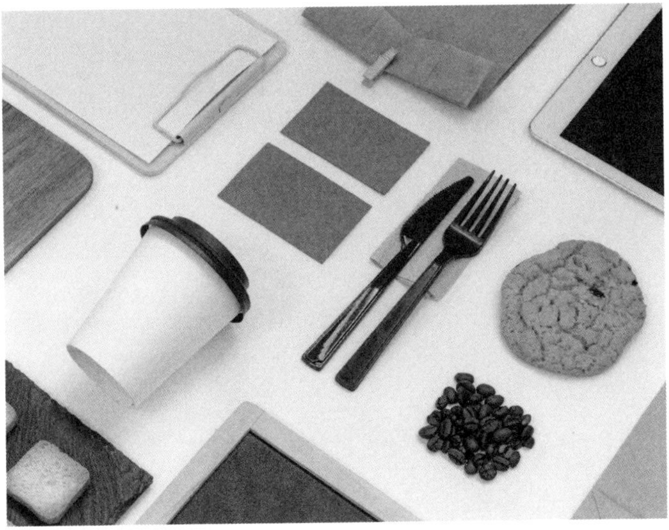

매일 먹고 마시는 식품에서
무심코 사용하는 생필품까지, 오비소겐은
이미 우리 생활 곳곳에 깊숙이 잠재되어 있다.

실제 연령보다 빨리 늙는 조기 노화란?

노화의 원인은 다양하지만 오비소겐과의 관련성도 절대 무시할 수 없다. 오비소겐이 노화를 촉진하기 때문이다. 나이를 먹을수록 내장 기관과 신체 기능이 점차 쇠퇴하는 것은 당연하다. 그것 자체는 결코 비관할 일이 아니다.

가령 나이를 먹어감에 따라 대사에 관여하는 DHEA를 비롯한 여성 호르몬, 남성 호르몬, 성장 호르몬 등 다양한 호르몬이 감소해간다. 예를 들어 젊음의 지표가 되기도 하는 생식 호르몬인 DHEA 호르몬은 30대 중반의 호르몬 분비량을 100이라고 했을 때 70대에는 20까지 그 분비량이 감소한다.

나이를 먹으면 지방이 축적되지 않도록 하는 대사 관련 호르몬이 감소한다. 한편 대사를 느리게 하는 호르몬, 예를 들어 코르티솔cortisol은 고령자가 될수록 높아지는 경향이 있다. 또한 성장 호르몬도 줄어들기 때문에 생기를 잃고 근육이 쇠퇴하며 스태미나가 부족해진다.

잘못된 식생활, 과도한 운동과 스트레스, 심한 환경오염 등 노화를 촉진하는 요인과 관계없이 살아왔다고 해도 호르몬이 100에서 20으로 감소하는 것이다. 그런데 현대인은 지금 언급한 요인들과 관계없이 살 수는 없다. 그래서 매일 접하는 오비소겐의 영향으로 호르몬 분비량이 빠르게 격감하는 사람이 늘어나고 있다.

최근 여성의 갱년기 연령이 서서히 낮아지는 것이 그 증거라고 할 수 있다. 이에 더해서 유전자 이상도 노화를 촉진한다. 오비소겐에 따라 유전자의 구조가 바뀌고 회복 불가능한 수준이 되면 유전자가 복사하는 본래 세포의 구조와 기능에 이상이 발생하게 되고, 노화가 빨라진다.

또한 오비소겐이 체내에 침투하면 세포 수준에서 염증 반응이 일어난다. 오비소겐이 몸에서 빠져나가지 않는 한 계속 염증을 일으키기 때문에 만성 염증이 된다. 그러면 호르몬의 기능에 이상이 생기고 면역이 떨어진다. 마치 도미노 현상처럼 본래 겪는 노화 속도보다 훨씬 빠른 속도로 몸이 노쇠해간다. 현대인의 노화는 이미 생물로서 겪는 자연적인 노화라고 하기 어렵다.

결국 조기 노화라고 말할 정도로 몸이 쇠약해지는 현상이 많이 나타나게 된다. 여성의 경우 대개 40대 후반~50대 초반에 폐경이 오고, 서서히 완만하게 맞이해야 하는데, 30대에 알 수 없는 이상 증세가 나타나서 생활하는 데 지장이 있다면 조기 노화라고 할 수 있다. 조기 노화는 겉모습이나 체중의 변화로도 알 수 있다.

"30대에 들어섰더니 갑자기 옆구리에 지방이 붙었다."

"먹는 양은 변함없는데 1년에 2킬로그램 이상 살이 쪘다."

40대 초반이라면 모르겠지만 20~30대는 아직 노화에 의한 변화를 느낄 나이가 아니다. 그런데 이런 변화가 보이고 무심코 '나도 이제 나이가 들었나'라고 투덜댄다면 조기 노화가 일어나고 있을 가능성이 있다.

먹는 양이나 운동량은 이전과 바뀌지 않았는데 어쩐지 지방이 붙어서 체형이 무너진다면 몸속이 아주 빠르게 노화한다는 증거다. 정상적으로 작용해야 할 대사 기능이 저하되고, 노화 현상이 상당히 빨리 나타나 지방이 쉽게 쌓이기 때문이다.

여기에서 말하는 비만이란 과식에 의한 비만이 아니라 체내의 기능, 말하자면 유전자와 호르몬의 이상에 따른 비만이다. 이것은 자연적인 것을 버리고 편리함을 택한 인간의 숙명과 같은 것인지도 모른다.

그러나 아무리 주변에 오비소겐이 가득 차 있다고 해도 지금 생활을 버리고 오비소겐이 하나도 없는 곳에서 사는 것은 불가능하다. 그렇기에 다음과 같은 의문을 품어야 한다.

→ 오비소겐을 최대한 덜 접하려면 평소에 내가 먹고, 마시고, 만지는 것을 얼마나 의식적으로 골라야 하는가?

→ 조기 노화를 자연스러운 노화에 가깝게 바꾸어 더욱 건강하게 살아갈 방법은 무엇인가?

더욱이 중요한 것은 오비소겐이 세대 간에도 전해질 수도 있다는 점이다. 엄마의 체내에 오비소겐이 들어가면 태반을 거쳐 태아에게 전해진다. 즉 현대인이 겪는 조기 노화의 원인은 태어났을 때부터 시작되는 것이다. 이렇게 생각하면 20대부터 체형이 무너지기 시작하는 것은 그리 이상한 일이 아닐지도 모른다.

조기 노화를 막는 간단한 체크리스트

여기에서 오비소겐이 체내에 안 좋은 영향을 미치고 있는 신호라고 봐야 할 몸의 변화를 정리해두겠다. 34~35쪽의 리스트를 보자. 항목 중 반 이상이 해당하는 사람은 조기 노화를 의심해볼 수 있다.

내 클리닉에 찾아오는 환자의 대다수는 맨 처음에 만성적인 피로, 불면, 두통을 호소한다. 그런데 실제로 진찰해보면 비만이 아닌데도 이상하게 부어 있거나 머리카락이나 피부에 윤기가 없고 나이에 비해 늙어 보이거나, 앉았다가 일어나면 현기증을 느끼는 등 예외 없이 다른 이상 증세도 함께 일어난다. 또한 나이를 먹으면 건망증이 많이 생기는데 아직 30대인데도 건망증이 나타나는 것은 문제다.

가장 이상적인 체중은 사람마다 다르므로 명확한 수치를 내는 것은 어려운 일이다. 신장과 체중으로 비만도를 측정하는 BMI라는 지표도 있지만, 같은 신장과 체중이라도 근육량이나 골격은 개인마다 다르므로 그다지 참고가 되지 않는다.

참고할 만한 것은 건강했을 때의 체중과 지방이 붙어있을 때의 체중이다. 몸 상태가 좋았을 때보다 체중이 불었다면 건강을 해치는 요인, 즉 오비소겐이 체중 증가를 일으켰다고 봐야 할 것이다.

서양배 체형(하체 비만)도 오비소겐의 신호다. 하반신에는 림프샘이 집중되어 있다. 그곳에 지방이 붙기 쉽고, 잘 붓는 것은 림프샘의 순환이 원활하지 않기 때문이다.

이것은 과식보다 체내 기능을 교란시키는 오비소겐이 원인일 가능성이 있다. 실제로 오비소겐을 배출시키기만 해도 자연스럽게 이상적인 체중이 유지되고 체형도 다듬어진다.

게다가 날씨에 따라 좌우되는 몸 상태, 부정맥, 평형감각 이상, 심한 감정 기복 등은 대개 체내의 조절 기능이 떨어졌다는 신호다. 오비소겐에 의해 호르몬의 균형에 교란이 생겨서 몸을 정상적이고 쾌적하게 유지하기 어려워진 것이다.

여성의 월경 문제나 남녀 모두 증가하는 불임도 오비소겐에 의한 호르몬 감소나 교란이 원인이라고 볼 수 있다. 그리

조기 노화 체크리스트

- ☐ 잠을 자도 피로가 풀리지 않고 일상적으로 피로를 느낀다.
- ☐ 잠을 잘 자지 못한다. 아침에 눈 뜨기가 힘들다.
- ☐ 편두통이나 두통이 자주 일어난다.
- ☐ 잘 붓는다.
- ☐ 머리카락에 윤기가 없고 퍼석퍼석하다.
- ☐ 피부가 거칠고, 칙칙하며, 다크서클이 있다.
- ☐ 원인불명의 만성 두드러기가 있다.
- ☐ 앉았다가 일어날 때 종종 현기증이 난다.
- ☐ 기억력이 떨어진다. 건망증이 심하다.
- ☐ 몸 상태가 좋았을 때보다 체중이 증가했다.
- ☐ 가슴 주변과 허리 주변에 지방이 붙어서 늘어졌다.

- □ 서양배 체형(하체 비만)이다.
- □ 다이어트를 해도 쉽게 체중이 줄지 않는다.
- □ 비 오는 날에는 몸이 무겁다는 식으로 몸이 날씨의 영향을 받는다.
- □ 머리가 멍해서 동작이나 사고가 느리다.
- □ 맥박이 불안정하다. 혈압 이상
- □ 평형감각이 약해 눈을 감고 까치발이 안 된다.
- □ 감정 기복이 심한 등 정서가 불안정하다.
- □ PMS(월경 전 증후군, 월경 전에 반복적으로 나타나는 신체적 증상이나 심리적 변화), PCOS(다낭성 난소 증후군, 가임기 여성에서 흔하게 나타나는 내분비 질환), 월경 곤란증(생리통) 등 월경에 관한 문제가 있다.
- □ 불임(남녀 모두)
- □ 설사, 변비를 반복한다. 식곤증, 더부룩함, 복부 팽만이 있다.

→ 이 체크리스트 항목 중 반 이상 해당하는 사람은 주의할 것!

고 설사나 변비는 해독과 면역에 중요한 기관인 장의 기능이 오비소겐 때문에 약해졌다는 신호이다. 부신이나 갑상샘도 호르몬을 분비하는 기관이므로 역시 오비소겐이 체내에 축적되면 피로가 풀리지 않아 항상 피로를 느끼거나 다이어트를 해도 쉽게 체중이 줄어들지 않는 증상으로 나타난다.

오비소겐의 해로움은 고열이나 극심한 통증처럼 알기 쉬운 증상으로 나타나지 않는다. 조금씩 몸에 쌓인 결과 정신을 차려보니 몇 년 사이에 체중이 늘어났다거나 계속 몸 상태가 좋지 않다는 식이다. 급성 증상이 아니라 익숙한 증상으로 나타난다.

몸의 이상 증세를 당연한 것으로 착각하면 그렇게 서서히 젊음과 건강을 잃고 자각하지 못한 채 조기 노화가 가속화되어 끝내는 큰 병으로 이어질 수 있다. 그렇게 생각하면 초기 단계의 익숙함이야말로 숨겨진 적이라고 할 수 있다.

그러므로 다시금 자신의 몸을 잘 살펴보고 어느새 살이 쪘다, 쉽게 피로하다, 불면증이 있다는 등 짚이는 신호가 있다면 조금씩이라도 상관없으니 지금 당장 생활방식을 고쳐보자.

오비소겐은 온갖 이상 증세를 유발하는 원흉이다. 다시 말해 오비소겐에 대처하면 갖가지 이상 증세가 사라질 확률이 높다는 말이다.

실제로 지금까지 오비소겐에 대처하자마자 순식간에 몸이 좋아진 경우를 많이 보았다. 이것은 언제 시작해도 늦지 않다.

모든 국민이 잠재적 비만인 시대를 현명하게 살아가는 지혜

오비소겐에는 사실 잠복 기간이 있다. 그래서 지금은 살찌지 않았어도 앞으로 서서히 살이 찌는 잠재적 비만인 사람이 상당히 많다고 봐야 할 것이다. 모든 국민이 잠재적 비만인 시대, 현대를 이렇게 표현하고 싶을 정도다.

앞에서도 여러 번 언급되었듯이 친유성인 오비소겐은 지방을 매우 좋아한다. 즉 오비소겐이 비만을 부르고 비만이 또 오비소겐을 부르면서 점점 심각한 비만이 된다. 그렇게 되면 다양한 건강 장애가 생긴다. 오비소겐이 체내에 침투하면 몸의 정상적인 프로그램이 잠재 비만 프로그램으로 바뀐다. 그 프로그래밍이 완료되기 전에 새로운 오비소겐이 들어오지 않게, 그리고 이미 있는 오비소겐을 해독할 수 있도록 의식과 행동을 바꾸기 바란다.

오비소겐 중에는 이미 유해성이 인정되어 사용 금지된 것도 있다. 반면에 유해성이 밝혀졌음에도 아직까지 사용되고 있는 오비소겐도 많다. 그러므로 자기 몸은 자기가 지켜야 한다. 정부 차원에서 움직이는 것을 기다리지 말고 스스로 안테나를 펼쳐서 자신을 위해 식품과 생필품을 고르자. 대기업에서 제조했다고 안심하지 말고 음식, 몸에 닿는 것, 들이마시는 것에 대해서는 신중하게 정보를 수집해야 한다.

가령 구강 청결제나 치약, 비누, 샴푸, 로션 등 주요 개인위생용품이나 항균 제품에 사용되는 살균 성분인 트라이클로산triclosan은 2000년대 전반부터 주로 갑상샘 기능 장애를 초래하는 오비소겐으로 알려졌다. 그런데 일본의 경우 정부가 관여한 것은 2016년이다. 실로 10년 이상 방임 상태였던 것이다.

"대기업이 만들었으니까 안심이야."

"만약 위험하다면 정부가 단속할 테니까 판매되고 있는 것은 괜찮아."

아마도 평소에 이렇게 생각하는 경우가 많았을 것이다. 이것만 보아도 소비자가 얼마나 안일한 믿음을 갖고 있는지 알 수 있다. 어떤 정보든 '누가 이야기하는가?'도 중요하다. 정보를 제공하는 것은 기업인가? 기업이 지원해주는 연구자인가? 환경의학 전문가인가? 정부인가? 기업과 연결된 위원회인가? 혹은 원래 자료가 뭔지 알 수 없을 정도로 이미 복사와 붙여넣기가 반복된 인터넷 기사인가?

이렇게 정보원까지 제대로 확인한 다음 정보의 진위를 판단하면 스스로 오비소겐 위험성이 낮은 식품이나 생필품을 고를 수 있게 된다. 이는 결코 어려운 일이 아니다.

해독 생활 : 오늘 할 수 있는 일부터 시작해보자

오비소겐 자체는 눈에 보이지 않고 맛도 없다. 그런 막연한 물질에 대처하라고 하면 어쩐지 어렵게 느껴질 수도 있다. 하지만 그리 어려운 일은 아니다. 뜨거운 커피는 종이컵이 아니라 머그잔으로 마신다. 가공식품은 가급적 사지 않는다. 고기나 생선은 산지나 사육 방식을 보고 고른다. 플라스틱 제품은 사용하지 않는다. 스티로폼 용기에 음식을 담아 먹지 않는다. 이런 일들을 시작해보면 전부 마음먹기에 달려 있다는 것을 깨달을 것이다.

이제부터 스스로 오비소겐에 대처할 수 있는 방법을 소개하고자 한다. 핵심은 크게 나누어 세 가지다. 첫째는 오비소겐이 체내에 들어오는 것을 막는 일이다. 1장, 2장에서는 오비소겐 위험성이 있는 식품과 생필품을 구체적으로 소개한다. 100퍼센트 피하는 것은 어려워도 앞으로 최대한 멀리해서 오비소겐이 체내에 들어가지 않도록 하자.

둘째는 장을 건강하게 하는 일이다. 음식물을 통해 흡수된 오비소겐은 장을 손상시킨다. 간단히 말하자면 오비소겐의 침투가 여러 번 반복되면 장이 손상되어 오비소겐이 몸속으로 침투하는 입구가 생긴다. 장에는 독소를 체내에 침투시키지 않기 위한 관문이 있다. 그 관문은 장의 세포간 결합양식의 일종으로 띠 모양의 밀착대인데, 이를 밀착연접tight junction이라고 부른다.

밀착연접은 몸에 들어와야 하는 것(영양분)에는 문을 열고, 몸에 들어와서는 안 되는 것(독소)에는 문을 열지 않는다. 그런데 장이 오비소겐의 공격을 자주 받으면 밀착연접이 파괴되어 정상적으로 작용하지 않는다. 더구나 빨리 먹기, 소화부진, 음주, 스트레스, 정크푸드, 거기에다가 위장약, 설사약, 항생제, 경구피임약 같은 약의 남용 등 현대인의 생활방식에는 오비소겐이 장을 손상시키는 것을 가속화하는 요인이 많다. 본인은 괜찮다고 생각할지도 모르지만 이미 많은 사람의 장이 최근 흡수한 오비소겐으로 인해 상당히 손상되었다고 봐야 할 것이다.

오비소겐으로부터 내 몸을 지키는 3가지 방법

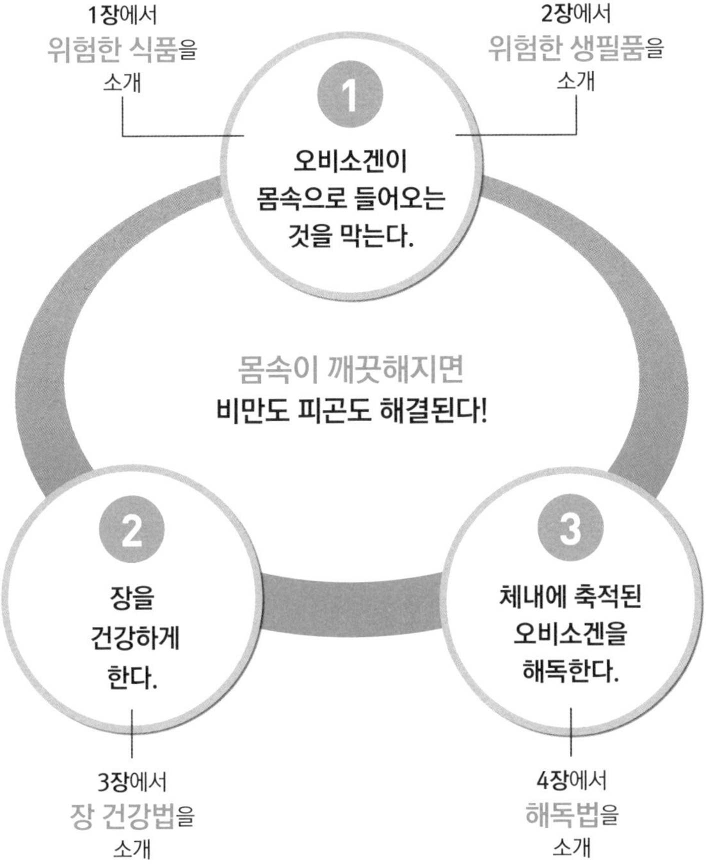

장을 건강하게 하면 새로운 오비소겐이 체내에 들어오기 어려워진다. 또한 장은 면역의 60퍼센트 정도를 담당하고 있으므로 장이 건강해지면 오비소겐의 해독 기능도 개선된다. 장의 건강법에 대해서는 3장에서 이야기하겠다.

셋째는 몸속에 축적된 오비소겐을 해독하는 일이다. 우리 몸에는 본디 매우 뛰어난 해독 기능이 갖추어져 있다. 본래라면 오비소겐도 그 해독 기능에 따라 체외로 배출돼야 한다. 하지만 많은 사람이 장을 손상시키고 있으므로 해독 기능도 떨어진다고 봐야 한다. 때문에 오비소겐이 체내에 들어오는 것을 막고, 장을 건강하게 하는 일과 동시에 해독 기능을 높이는 음식, 생활습관을 받아들이는 일도 중요하다. 이것은 4장에서 이야기한다.

이런 습관이 쌓여서 오비소겐이 없는 생활을 만들면 마침내 자각할 수 있는 수준의 변화가 나타난다. 체중이 쑥쑥 줄어들고, 쉽게 피곤하지 않으며, 부기가 빠져서 얼굴선이 갸름해진다. 피부가 깨끗해지고, 수면의 질이 향상되며 아침에 눈뜨기가 편해진다. 34~35쪽의 체크리스트와는 반대의 일이 연이어 일어나는 것이다.

그뿐 아니라 계속 귀찮아서 미뤘던 방 청소를 하게 되고, 집에만 틀어박혀 있던 사람은 적극적으로 외출하게 되거나 새로운 배움을 시작하는 등 생활에 긍정적인 변화가 생긴다. 이 또한 오비소겐의 악영향에서 해방되고 있다는 증거다. 실제로 지금까지 환자의 일상에 그런 식으로 에너지가 채워져 가는 모습을 많이 보았다.

전부가 아니라 우선 한 가지, 할 수 있는 일부터 시도해보자. 오늘을 경계로 오비소겐 없는 생활을 목표로 하고 살찌지 않는 몸, 병에 걸리지 않는 몸을 만들어보자.

어째서 가게에 진열된 반찬이나 간식은 계속 깔끔한 외관을
유지하고 있는 걸까? 빵은 딱딱해지지 않고 채소는 색상이 선명하면서
식감도 아삭아삭하다. 대량으로 만들 수 있고 오래 보존할 수 있는 가공식품은
마법의 원료라도 갖고 있는 걸까? 바로 이런 곳에 어김 없이 오비소겐이 있다.

1 장

먹다 보면
어느새 살이 찌는
오비소겐 식품

위험한 식품

먹는 첨가물 : 슈퍼마켓과 편의점에서 파는 도시락과 반찬

우리 주변에는 음식이 넘쳐난다. 슈퍼마켓, 편의점, 백화점의 식품매장 등 어디를 봐도 다채로운 반찬과 간식이 즐비하여 직접 요리하지 않아도 변화무쌍한 식탁을 차릴 수 있을 정도다. 하지만 슈퍼마켓도 편의점도 백화점 식품매장도 유감스럽지만 오비소겐을 접촉할 위험성이 아주 높다.

예를 들어 대부분의 가공식품에는 대량 생산이 가능한 옥수수기름, 콩기름, 카놀라유가 사용된다. 이런 기름의 약 90퍼센트 이상은 오비소겐이 함유된 외국산 유전자 조작 농산물을 원료로 한다. 더구나 대량으로 생산하기 위해 맹독성 용제를 사용해서 만든다.

가공식품에는 다양한 종류의 식품첨가물도 함유되어 있

다. 음식은 시간이 지나면 상해서 당연히 보기에도 맛도 안 좋아진다. 그런데 어째서 가게에 진열된 반찬이나 간식은 계속 깔끔한 외관을 유지하고 있는 걸까? 빵은 딱딱해지지 않고, 채소는 색상이 선명하며 식감도 아삭아삭하다. 집에서 만든 요리는 그렇게 되지 않는다.

이런 부자연스러운 현상이 일어나는 것은 부자연스러운 일을 실행한 결과다. 본래라면 음식에 넣지 않을 보존료, 산화방지제, 착색료, 그리고 값싸고 질 낮은 원료의 맛을 감추기 위한 화학조미료와 향료로 인해 가공식품이 부자연스럽게 오래가도록 다시 만들어진 것이다.

게다가 가공식품의 원재료 자체에도 문제가 있다. 고기의 경우 동물에게 호르몬제, 안정제, 항생물질을 투여하고 유전자 조작 곡물을 먹이로 먹여서 키운다. 채소와 곡물은 자라면서 대량의 농약이 반복적으로 살포되어 천연의 단맛을 잃는다. 그 탓에 가공식품을 만들 때 잃어버린 맛을 내기 위해 화학조미료의 손을 빌린다.

이렇게 조악한 기름이나 원료를 사용하고 대량의 화학물질을 첨가한 대체 물질이 우리 손에 들어오는 음식의 진짜 모습이다. 그리고 이 모든 것이 오비소겐이다. 게다가 만드는 과정에서 이미 오비소겐이 첨가된 가공식품은 플라스틱 용기에 담겨서 팔리고, 구매한 사람은 용기째 전자레인지에 넣어 데워 먹는 일이 비일비재하다.

플라스틱 제품은 논의할 필요도 없이 피해야 할 오비소겐 중의 하나다. 또한 전자레인지는 가열과는 전혀 다른 원리로 음식을 데운다. 한마디로 말하자면 음식에 '마이크로파'라는 방사선을 내리쬐어 음식의 단백질 등을 변질시킨다. 전자레인지에서 나오는 전자파나 유전자 조작 식품 등도 오비소겐이다.

오비소겐은 의도적으로 먹었다기보다 의식하지 못하고 받아들이는 경우가 대부분이다. 지금이야말로 대책을 마련할 때가 아닐까?

인공감미료는 칼로리가 없지만 먹으면 살이 찐다

수크랄로스sucralose, 아스파탐aspartame, 사카린saccharin과 같은 인공감미료는 칼로리가 거의 없다는 점을 내세워 다이어트 식품이나 가공식품, 나아가 약 등에도 자주 첨가되고 있다. 가정에서 설탕 대신 사용하는 다이어트 감미료 등도 다양하게 제품화되어 있다.

이런 것들은 아직 오비소겐이라고 단정하기엔 증거가 부족하다. 다만 인공감미료가 몸의 기능을 교란시켜 비만과 그 외의 병의 위험성을 높인다는 것이 다수의 연구에서 드러나고 있으므로 거의 오비소겐이라고 해도 무방한 물질이다.

가령 수크랄로스는 설탕의 600배나 되는 단맛을 가지고 있으면서 칼로리가 없으므로 다이어트를 하는 사람들에게는 꿈과 같은 감미료처럼 보이지만 실태는 전혀 다르다. 수크랄로스는 설탕의 화학 구조의 일부를 염소로 바꿔서 제조한 물질이며, 체내에서 염소계 독성물질을 생성한다. 그 탓에 장내 유익균이 줄어들고 유해균이 증가한다는 것은 이미 많은 연구에서 밝혀진 사실이다. 자연이 가져다주는 절묘한 균형을 유지하는 장내 환경이 무너지면 쉽게 살이 찌는 체질이 된다.

수크랄로스에 거의 칼로리가 없다는 것은 확실하지만 '그래서 살이 찌지 않는다'라는 것은 그저 소비자가 마음대로 상상한 것일 뿐이다. 수크랄로스는 비만뿐 아니라 백혈병 등의 암 발생률도 높인다. 또한 사카린에도 발암성이 있다고 알려져 있다. 그런데도 현재 소량이지만 가공식품에 사용되고 있다.

아스파탐은 당 대사에 관여하는 호르몬인 인슐린insulin과 식욕과 대사를 조절하는 렙틴leptin을 지나치게 자극해서 결과적으로 비만을 초래한다고 알려져 있다. 칼로리는 낮아도 체내에서 일어나는 메커니즘을 생각하면 역시 오비소겐이라고 할 수 있다.

또 하나, 에리트리톨erythritol이라는 감미료도 주의해야 한다. 에리트리톨 자체는 천연감미료이지만 단맛이 부족해서 아스파탐이나 수크랄로스 등의 인공감미료를 첨가하는 일이 많다. 이처럼 인공감미료가 비만과 그 외의 병을 유발할 위험성이 높다는 사실이 이미 다수의 연구를 통해 명백히 밝혀졌다.

오히려 어느 연구에서는 슈크로스sucrose, 프럭토스fructose, 사카린, 아스파탐, 그 외의 정제 당분을 제한하면 아디포넥틴adiponectin이라는 지방세포 특유의 호르몬이 분비되어 그 작용으로 식욕이 떨어지고 살찌지 않는 체질이 된다고 한다.

단것을 좋아하는 사람에게는 좀 가혹할지도 모르지만 설탕을 포함한 단것은 최대한 피하는 편이 바람직하다. 참고로 설탕 대신 사용하는 감미료 중에 유일하게 안심할 수 있는 것은 천연의 단맛을 지닌 허브 스테비아stevia 정도다. 일단은 저칼로리 제품, 무설탕 제품을 먹는다고 반드시 살이 빠지는 것은 아니라는 사실만이라도 유의하기 바란다.

콘 시럽의 당분은 말도 안 될 정도로 많다

인공감미료 중에서도 액상과당이라고 부르는 콘 시럽은 이미 오비소겐이라고 인정된 물질이다. '콘은 옥수수이니까 자연적이고 안전한 감미료이지 않을까?', '과당은 과일의 당이니까 건강하지 않을까?'라고 생각한다면 큰 착각이다.

콘 시럽에 함유된 당분은 프럭토스(과당)와 포도당인데 인공 합성으로 만들기 때문에 이 비율이 부자연스럽다. 자연계에서는 있을 수 없는 부자연스러운 형태의 물질, 그것이 콘 시럽이다.

콘 시럽이 체내에 들어오면 자연에서는 있을 수 없는 과도한 프럭토스가 간에 들어오게 되어 그곳에서 중성지방, 콜레스테롤이 만들어진다. 칼로리 제로, 저칼로리라고 주장해도

주의할 식품

액상과당의 단맛이 병을 부른다

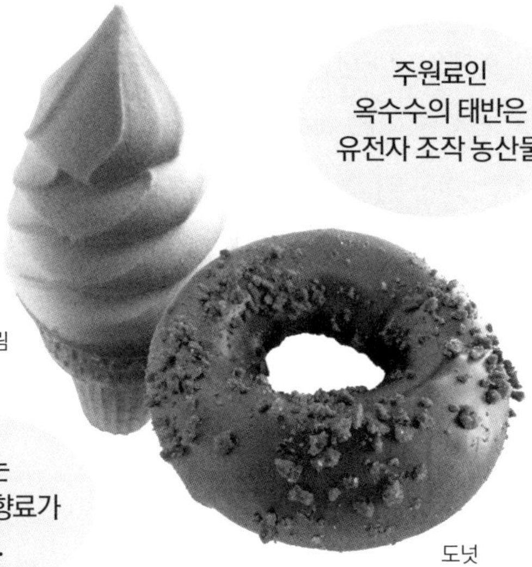

주원료인 옥수수의 태반은 유전자 조작 농산물

아이스크림

웨이퍼에는 인공감미료나 향료가 들어 있다.

도넛

이 식품도 주의!

스낵 과자, 껌, 다이어트 식품
탄산음료 등

오비소겐으로부터 몸을 지키는 요령

- 콘 시럽, 액상과당이라는 표기가 들어간 식품은 최대한 피한다.
- 감미료 중에 유일하게 안심할 수 있는 것은 스테비아이다.

살이 찌는 이유는 다 이 때문이다. 게다가 에너지 제조공장인 미토콘드리아는 포도당보다 과당을 대사하는 데 더 큰 수고를 들인다. 지금 설명한 프럭토스의 대사는 몸의 에너지를 빼앗으면서 일어나는 일이다. 즉 콘 시럽을 먹을수록 프럭토스의 대사를 위해 에너지가 낭비되어 결과적으로 쉽게 피로해지고, 내장 기관의 기능이 정상적으로 유지되지 않는다.

그리고 이렇게 프럭토스의 대사를 위해 에너지를 빼앗길 때마다 질소계 부산물, 말하자면 쓰레기가 발생한다. 이 쓰레기가 사실은 동맥경화나 통풍, 그리고 비만의 근원이 되는 악질 쓰레기다.

에너지를 소모하는 일로 콘 시럽은 장에도 심각한 손상을 준다. 프럭토스 탓에 장에 에너지가 부족해지면 몸에 필요한 것과 불필요한 것을 나누는 관문(밀착연접)이 정상적으로 작용하지 않는다. 그러면 장에 오비소겐을 비롯한 유해물질이 통과하는 입구가 만들어진다.

더욱이 콘 시럽의 주원료가 되는 옥수수는 거의 유전자 조작 농산물이라고 볼 수 있다. 유전자 조작 농산물도 사실은 장에 손상을 입혀서 유해물질이 드나드는 입구를 만든다고 알려져 있다. 장은 면역의 60퍼센트를 담당하고 있다. 콘 시럽으로 장이 손상을 받으면 면역력도 떨어지는 것은 이미 잘 알려져 있다.

또 하나, 콘 시럽을 피해야 할 이유가 있다. 불시 검사를 해 보면 콘 시럽에서 가끔 수은이 검출되기 때문이다. 아마도 제조 공정의 어딘가에서 혼입되었다고 생각되는데 콘 시럽의 수은 혼입은 규제 대상이 아니다.

콘 시럽에 의해 음료나 가공식품의 제조비용은 대폭 줄어들었고 우리는 이런 상품을 싸게 구입할 수 있게 되었다. 하지만 그것이 가까운 장래에 비만과 병을 초래해서 의료비가 더 든다고 한다면 결코 이득은 아닐 것이다.

소프트드링크의 대명사인 코카콜라와 펩시콜라가 감미를 설탕에서 콘 시럽으로 교체한 지 반세기가 지났다. 이런 제품 이외에도 청량음료 등의 시판 음료와 가공식품 대부분이 콘 시럽을 감미에 쓰고 있으며 오히려 사용하지 않는 제품을 찾기가 어려울 정도다. 또한 대부분의 가공식품에는 화학조미료도 첨가되어 있다. 화학조미료도 오비소겐이라고 지적받고 있다.

결국 가공식품을 먹으면 예외 없이 콘 시럽을 받아들이게 되어 지속적으로 체내의 염증 반응과 비만을 촉진하게 된다. 하지만 애당초 가공식품에 인공감미료가 자주 사용되는 것은 구매자들의 미각 변화와 관련이 있다고 볼 수 있다. 화학물질이나 중금속에 중독되면 미각이 둔해지므로 점점 더 단 맛을 원하게 되면서 미각의 기호도 달라진다. 그렇다고 한층 더 강한 인공감미료의 맛을 찾는다면 인공감미료가 유발하는 해로움이 몸에 점점 쌓일 것이다.

껌, 사탕의 향료에는 플라스틱이 사용된다

가공식품에는 '향료, 인공향료, ○○향'과 같은 표기가 없는 것을 오히려 찾기가 어렵다. 캔 커피, 녹차, 껌, 사탕, 스낵과자, 빵, 쿠키, 아이스크림, 두유, 조미료, 드레싱, 라면, 밥에 뿌려 먹는 가루, 주먹밥 등 향료를 사용하는 가공식품은 너무 많아서 일일이 셀 수조차 없다. 이렇게 향이 나는 성분에는 석유를 원료로 하는 프탈산phthalic acid이 사용된다. 이것도 오비소겐이다. 프탈산은 플라스틱을 가공하기 쉽도록 첨가하는 일종의 가소제인데 특히 향료에 사용되는 경우는 그다지 질이 좋지 않다.

향기를 강조하고, 향기가 오래가도록 가공식품에 사용하는 인공향료에는 최근 나노테크놀로지가 도입되고 있다. 향기 성분을 나노 크기까지 작게 줄이므로 향기가 잘 느껴진다. 여기에서 무서운 것은 나노 크기이므로 몸의 조직에도 빠르게 침투한다는 점이다.

공장에서 석유 성분으로 제조한 향료를 넣은 식품을 평소에 우리는 좋아하면서 맛있게 먹는다. 그 향기 성분이 자신의 유전자를 바꾸고 비만의 원인이 된다고 한다면 오싹할 것이다. 그러니 표기를 잘 살펴보고 향료가 포함되어 있다면 '아, 플라스틱이다!'라고 떠올리고 가능한 한 피하도록 하자.

주의할 식품

가공식품에는 향료가 듬뿍 들어있다

향료에는
석유를 원료로 하는
프탈산이 사용된다.

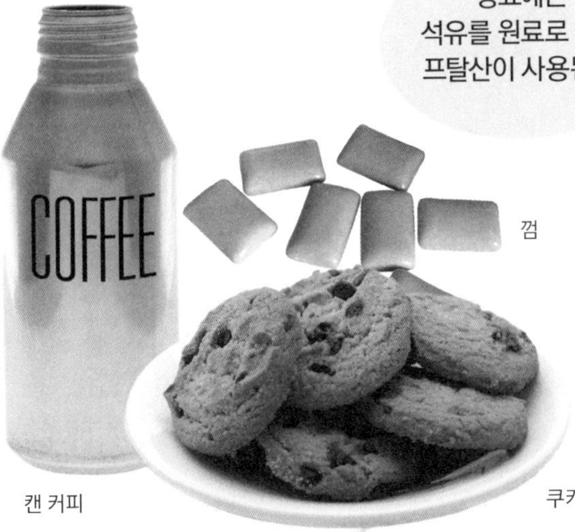

껌

캔 커피

쿠키

이 식품도 주의!

사탕, 스낵 과자, 빵, 아이스크림
조미료, 라면 등

오비소겐으로부터 몸을 지키는 요령

→ 향료가 들어간 식품은 최대한 피한다.

→ 인공향료, ○○향이라는 표기도 주의한다.

먹으면 기분 좋아지는 정제 당분의 공포

가공식품에는 오비소겐 이외에도 병의 위험성을 높이는 성분이 포함되어 있다. 그중에 식이섬유나 비타민, 미네랄 등의 영양분이 떼어진 정제 당분이 90퍼센트다. 남은 10퍼센트가 트랜스지방산이다. 정제 당분은 체내에 들어오면 급격하게 혈당치를 올린다. 몸에는 바람직하지 않은 상황이지만 뇌는 갑자기 에너지가 넘치는 쾌감을 느낀다. 그래서 무심코 정제 당분을 원하게 된다.

피곤할 때나 스트레스를 받을 때 단것이 당기는 것은 사실 몸의 자연스러운 반응이다. 몸은 피곤이나 스트레스에 대응하기 위해 혈당치를 급격하게 올리는 당분을 원하기 때문이다. 그러나 급격하게 혈당치가 올라가면 인슐린의 작용으로 이번에는 혈당치가 급격하게 내려간다. 그러면 다시 혈당치를 올리고 싶기 때문에 더욱 당분을 원하게 된다. 이렇게 먹으면 기분이 좋은 정제 당분은 중독성이 크다. 그런 의미에서 하얀 설탕, 하얀 밀가루 등 정제 당분을 듬뿍 담아 만든 과자 등을 사람의 기분을 좋게 하는 음식이라 하여 컴퍼트 푸드comfort food라고 부른다.

트랜스지방산이란 식물 기름의 분자 구조를 인공적으로 다시 만든 유지다. 포장지에는 팻 스프레드fat spread, 쇼트닝shortening, 수산화가공지방 등으로 표기된다. 트랜스지방산은 천연 식물성 기름보다 싸고, 대량으로 만들 수 있고, 오래 보존할 수 있기 때문에 가공식품을 대량 생산할 수 있고, 항상 부드럽고, 아삭아삭하고, 파삭파삭한 식감을 유지할 수 있다. 말하자면 마법의 원료이므로 가공식품에는 거의 예외 없이 트랜스지방산이 들어간다. 그런데 트랜스지방산은 염증성으로 심장병이나 비만의 위험성을 높이므로 피해야 할 물질이다.

결국 컴퍼트 푸드의 정체는 혈당치를 올리는 정제 당분이 주원료로 90퍼센트, 비만 인자인 트랜스지방산이 10퍼센트 들어 있는 음식이다. 몸에 필요한 양질의 단백질, 지방질, 식이섬유는 거의 없다. 인공감미료나 향료, 산화방지제 등의 오비소겐이 듬뿍 첨가된 가공식품이다.

거기에 확인 도장을 찍는 것이 컴퍼트 푸드의 포장재가 거의 해로운 플라스틱이라는 점이다. 유해한 식품이 유해한 물질에 포장되어 팔리고 있다. 전혀 의식하지 않는 사람은 매일같이 돈을 내고 그것을 먹는다.

슈퍼마켓에서 신선식품은 대개 벽 쪽, 가공식품은 중앙에 배치한다. 슈퍼마켓의 중앙에는 컴퍼트 푸드가 있다. 그렇게 기억해두면 좋을 것이다.

단것이 먹고 싶다면 과일을 먹는 것이 어떨까? 무농약이나 저농약 과일을 사서 직접 껍질을 까먹기 바란다. 그리고 과일의 자연적인 단맛을 맛있다고 느낄 수 있는 정상적인 미각을 되찾기 바란다.

고기 비계와 닭 껍질에는 독소가 가득하다

—

값싼 고기에는 위험이 도사리고 있다. 대량으로 생산해서 저렴한 가격으로 유통시키기 때문에 축산을 할 때는 성장을 빠르게 하는 호르몬제를 사용하는 일이 당연시된다. 오염된 토양에서 수확된 곡물 사료의 유해물질이 고기에 녹아들 가능성도 있다. 이런 약물이나 토양오염 물질도 오비소겐의 하나다.

오비소겐은 기름에 잘 녹는 친유성이므로 지방 조직에 쌓인다. 값싼 소고기나 돼지고기의 비계 및 유지방이 많이 포함된 우유, 각종 유제품, 닭의 껍질에는 특히 오비소겐이 가득 축적되어 있다고 봐야 한다.

현재 양계업이 성황인 나라에서는 비만 문제를 뛰어넘어

남아의 흉부가 여성의 유방처럼 성장하는 사례가 많이 보고되고 있다. 닭에 투여된 호르몬제가 지방을 통해 남아의 몸에 쌓여서 성호르몬 기능을 교란시키기 때문이다. 또한 호르몬제 등의 주사는 어깨나 가슴 부근에 맞는 경우가 많아서 비계가 작더라도 앞다리와 가슴살의 약물 농도가 높을 가능성이 있다.

그리고 가축의 질병을 방지하는 항생제의 해로움도 함께 받아들이게 된다. 먹이사슬의 상위에 있을수록 독소의 농도가 높아지는데, 이것을 생물농축이라고 한다. 그 꼭대기에 군림하는 우리 인간은 아래쪽에 있는 동물성 지방을 섭취하면서 저도 모르게 고농도의 오비소겐을 먹고 있을 가능성이 크다.

그런 까닭에 어떤 장소에서 어떻게 사육한 동물의 고기인지 조사해서 고르는 일은 곧 자신을 지키는 일이 된다. 나중에 식재료의 선택법도 소개하겠지만 오비소겐과 같은 독소의 위험성이 낮은 고기는 대량 생산한 고기보다 비싸게 느껴질지도 모른다. 하지만 그 차이에 따라 현재와 앞으로의 건강에도 큰 차이가 생긴다는 것을 알게 되면, 몸에 안 좋아도 저렴한 것을 구입하는 선택은 줄어들게 될 것이다.

주의할 식품

고기 비계와 닭 껍질에는 독소가 가득하다

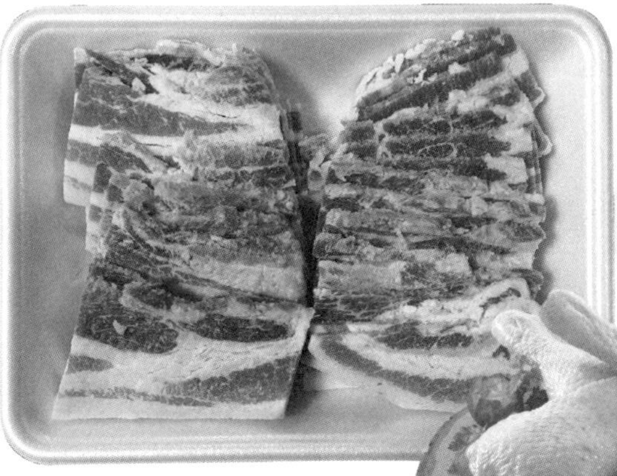

고기 비계

성장을 빠르게 하는 호르몬제가 사용되고 있다.

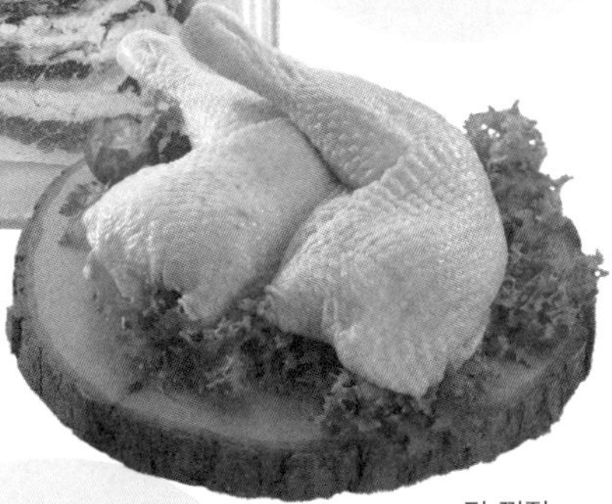

닭 껍질

플라스틱 포장 용기에서 독소가 녹아내린다.

비계·닭 껍질에는 오비소겐이 많다.

오비소겐으로부터 몸을 지키는 요령

→ 가급적 비계가 적은 것을 고른다.

→ 구매 후 집에 돌아와서 유리 용기에 옮겨서 보관한다.

→ 방목으로 자연의 풀을 먹고 자란 고기를 고른다.

초밥에 들어가는 연어는 화학물질을 먹고 자란다

흔히 몸에 좋다고 말하는 생선도 사실은 안심할 수 없다. 자연산 생선에는 DHA, EPA로 알려진 양질의 기름 오메가3가 풍부하고 소화도 잘된다는 좋은 이미지가 있지만 좋다고 단정할 수 없는 것이 현실이다.

공장에서 나오는 산업폐기물에는 다이옥신dioxin을 비롯한 중금속 등의 유해물질이 포함되어 있어 그것이 하천으로, 그리고 물고기에게로 흘러든다. 이 시점에서는 비교적 한정된 범위의 작은 물고기에 영향을 미치지만, 이것만으로 끝나지 않는다.

먹이사슬의 상위가 될수록 독소는 농축된다. 이 생물농축은 당연히 물고기의 오염에서도 일어난다. 유해물질이 스며

주의할 식품

큰 생선에는 수은이 함유되어 있다

물고기의 크기가 클수록 수은, 다이옥신이 함유될 위험성도 크다!

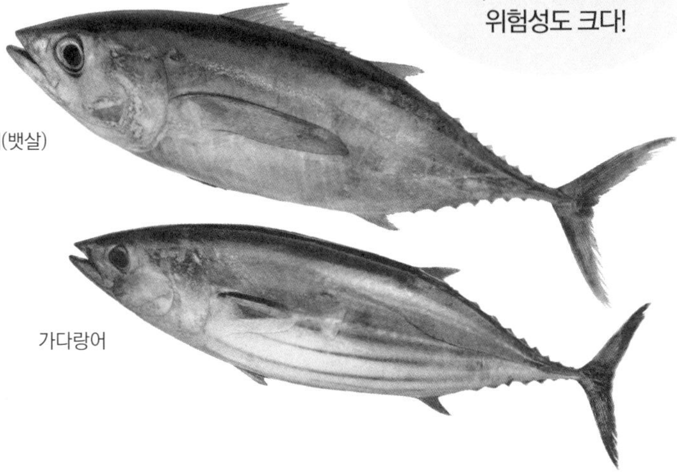

참치(뱃살)

가다랑어

이 생선도 주의!

황새치, 상어, 아귀, 도미
삼치, 농어 등

오비소겐으로부터 몸을 지키는 요령

→ 참치, 가다랑어 등 큰 생선보다 정어리, 전갱이, 꽁치 등 작은 생선이 안전하다.

든 작은 물고기를 먹은 중형 물고기, 나아가 그 중형 물고기를 먹은 대형 물고기……. 이런 식으로 물고기가 커질수록 다이옥신 등 유해물질의 독소도 짙어진다. 해양오염은 아직 폭넓게 존재하는 문제다. 생선을 먹어서 얻는 이점은 많지만 그렇다고 무작정 생선만 골라 먹으면 역효과가 날 수 있다.

생물농축은 양식 생선에서도 일어난다. 가두리 양식을 할 때는 생선들이 좁은 곳에서 헤엄치면서 받는 스트레스로 죽지 않도록 신경안정제를 투여한다. 게다가 팔지 못하는 오염된 생선이나 유전자 조작 식품, 항생제, 항기생충제, 안정제, 호르몬제를 섞어서 먹이로 준다. 이렇게 키운 생선을 먹으면 다수의 화학물질을 함께 먹게 되는 셈이다.

회전 초밥집에서 자주 접하게 되는 연어 초밥도 양식일지 모른다. 그러니 연어는 자연산을 고르고 되도록이면 불에 익혀서 먹자. 연어는 슈퍼푸드라고 알려질 정도로 영양가가 높지만 양식 연어의 오메가3 함유량은 자연산 연어의 반 이하다. 참고로 노르웨이 정부는 자국의 임산부에게 노르웨이산 연어를 먹지 않도록 권고하고 있다.

주의할 식품

슈퍼푸드 연어는 자연산에 한정된다

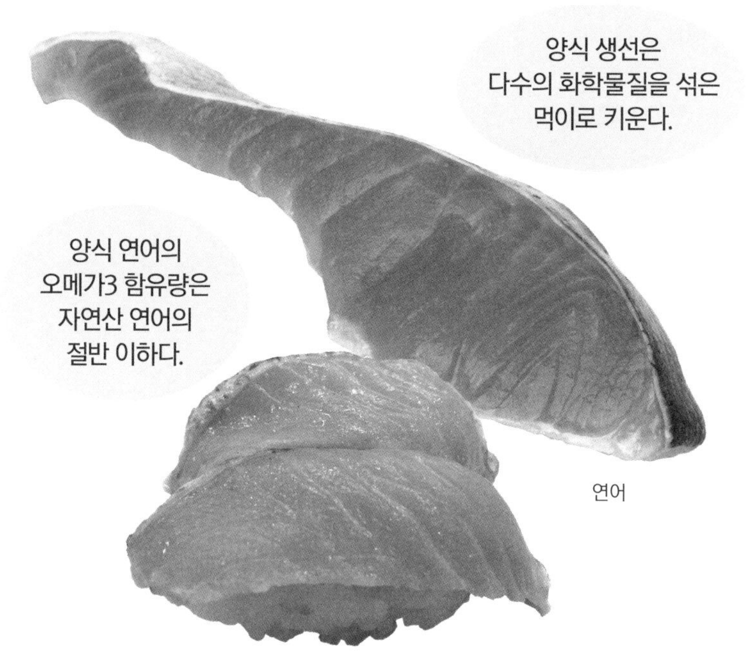

연어

연어 초밥

오비소겐으로부터 몸을 지키는 요령

→ 연어를 고를 때에는 가급적 자연산으로 고른다.

→ 생선은 회로 먹지 말고 가급적 익혀서 먹는다.

식이섬유가 풍부한 톳에서 비소가 검출된다

참치에는 수은이 들어 있으므로 임산부는 먹지 않는 편이 낫다. 자주 듣는 이야기겠지만 사실 수은만이 문제가 아니며, 조심해야 할 사람은 임산부만이 아니다. 일본의 후생노동성의 통계에 의하면 일본인의 수은 중독은 80퍼센트 이상이 어패류 때문이며, 특히 수은 농도가 높은 생선을 먹는 빈도에 주의하라고 호소하고 있다(한국도 동일). 그러므로 수은 농도가 높은 참치(뱃살), 황새치, 상어, 고래, 아귀, 도미, 가다랑어, 삼치, 농어 등은 가급적 섭취를 삼가야 한다.

음식에 숨어 있는 유해 금속은 수은만이 아니다. 해조, 조개, 현미, 닭 껍질을 통해 비소를 섭취하기도 한다. 신중하게 음식을 고르지 않으면 이런 위험에 자신과 가족을 노출시키

영양이 풍부한 톳과 현미에 비소가 들어 있다

산지에 따라서는
현미에도
비소가 들어 있다.

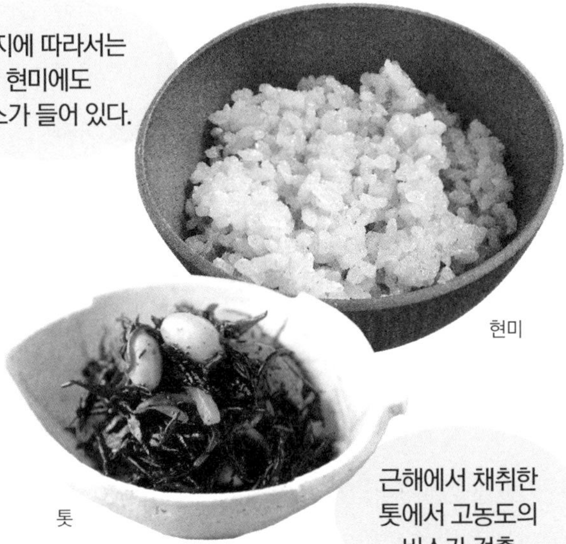

근해에서 채취한
톳에서 고농도의
비소가 검출

오비소겐으로부터 몸을 지키는 요령

→ 톳은 조리하기 전에 최소 1시간 이상 물에 불린다.

→ 토양오염의 우려가 없는 산지의 먹거리를 선택한다.

게 된다. 실제로 한국이나 일본 근해에서 채취한 톳에서는 산지마다 별 차이 없이 고농도의 비소가 검출된다.

톳은 철분과 식이섬유가 풍부하게 들어있는 건강식품이다. 그 속에 비소의 위험이 숨어 있다니 충격일지도 모른다. 하지만 사실이다. 우리 주변의 공해 문제는 결코 과거의 일이 아니라 지금도 현재진행중이다. 아직까지 유해한 공장 배수가 하천으로, 바다로 흘러들고 있음을 명심하자.

비소의 위험성이 있는 것 중에 닭 껍질은 안 먹으면 그만이지만 해조, 조개류, 현미는 본래 미네랄이 풍부하고 영양가가 높은 음식이다. 톳을 먹으려면 집에서 조리하기 전에 최소 1시간 동안 물에 불리자. 그러면 비소의 위험성을 상당히 줄일 수 있다. 조개류, 현미는 공업지대처럼 토양오염의 우려가 있는 지역이 아닌 산지에서 고르자. 또한 조개류 중에서 가리비는 유해금속이 축적되지 않는 편이므로 추천한다.

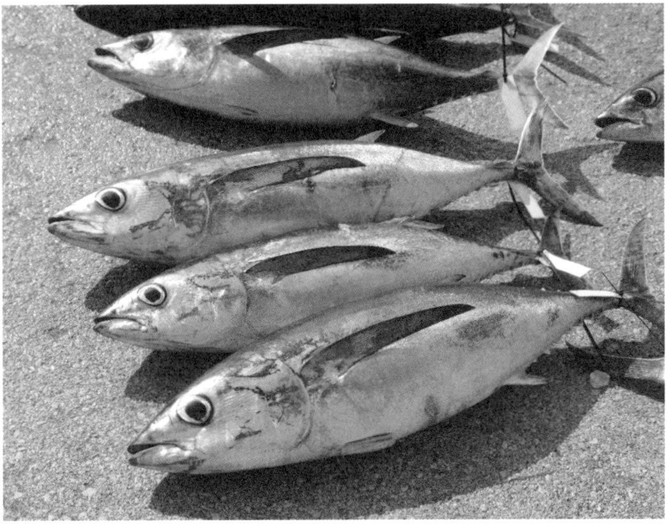

오비소겐이 넘치는 세상에서
무엇을 먹어야 할지 망설여진다면,
먼저 먹이사슬의 상위에 있는 생물일수록
독소가 많이 농축된다는 점을 기억하자.

페트병에 담긴 기름은 플라스틱이 녹은 유해 기름

페트병에 담긴 값싼 샐러드유에는 두 가지 오비소겐이 숨어 있다. 첫째는 기름의 원재료다. 옥수수, 유채, 콩, 해바라기 등 샐러드유의 원료에는 유전자 조작 농산물이 사용될 가능성이 크다. 둘째는 용기다. 페트병의 원료인 플라스틱은 친유성으로 기름에 녹는다. 그렇다고 캔에 든 기름이 좋은 것도 아니다. 캔의 내부에는 플라스틱의 일종인 비스페놀A가 도장되어 있기 때문이다.

값싼 기름의 해로움은 오비소겐에 그치지 않는다. 식물 기름은 본래 식물에 압력을 가해서 짜내는데 페트병에 담은 값싼 기름은 대량 생산하기 때문에 헥산hexane이라는 유기용제가 첨가된다. 이 공정에서 기름의 분자구조가 바뀌어 트랜스화된다. 여기까지 알면 식물 기름을 사용하는 것을 주저할 것이다. 참고로 과자 등의 가공식품에도 여기에서 언급한 식물 기름을 사용한다.

기름은 옛날 방식 그대로 콜드 프레스, 즉 저온 압착 제조법으로 만들어진 제품을 고르는 것이 핵심이다. 예를 들자면 포도씨유, 참기름, 올리브오일, 마카다미아 너트나 아몬드 등의 견과 기름, 아보카도오일 등을 추천한다. 이런 종류는 용제를 사용했다는 두려움도 없고, 원재료도 안심하고 먹을 수 있다. 유기농 인증이 붙은 것을 고르면 유전자 조작 농산물에도 대처할 수 있다.

다만 올리브오일에는 조금 더 세심한 주의가 필요하다. 엑스트라버진 올리브오일의 시장 유통량은 사실 전 세계의 공급 가능량을 웃돌고 있기 때문이다. 그렇다면 어째서 동나지 않고 올리브오일을 구매할 수 있는 것일까?

질 낮은 기름에 올리브 향을 넣은 상품이 섞여 있기 때문이다. 실제로 최근 이탈리아와 독일에서는 제삼자 기관에서 실시한 불시 검사에서 인공향료나 인공착색료를 첨가한 기름이 다수 발견되었다. 이런 모조품을 사지 않도록 올리브오일에는 특히 돈을 아끼지 않아야 한다. 가격이 너무 낮다면 일단 품질을 의심해보는 편이 나을 것이다.

기름의 용기는 차광성이 높은 유리병 제품을 고른다. 식물성 기름은 외부의 빛을 받을 때마다 산화가 진행되므로 차광성이 있는 유리병 제품을 골라서 조금이라도 산화 위험성을 피하자. 유리병 제품은 페트병에 담긴 기름보다 분명히 값이 비쌀 것이다. 하지만 그것이 비만을 방지하고 장래의 건강에 크게 기여한다고 생각하자.

지방질은 세포나 호르몬의 재료가 되는 중요한 영양소로 체내에서 폭넓은 역할을 한다. 결국 매일 먹는 기름의 질이 건강하게 살지, 비만과 병을 불러올지를 좌우한다고 할 수 있다.

비만을 예방하려면 동물성 지방은 피해야 할 대상으로 생각하겠지만 그렇게 단정하는 것은 경솔한 생각이다. 그래스페드 grass-fed(방목해서 자연의 풀을 먹이는 사육) 소의 우유로 만든 버터에는 공액리놀레산 conjugated linoleic acid, CLA이라는 지방산이 들어 있는데, 이것은 항염증성 물질로 지방의 분해와 연소를 도와준다. 이런 버터는 유전자 조작 농산물과 용제를 이용해서 대량 생산된 옥수수기름, 콩기름, 카놀라유나 가공유지로 제조한 마가린보다 훨씬 안전하다.

페트병에 들어 있는 기름에는 두 가지 독소가 존재한다

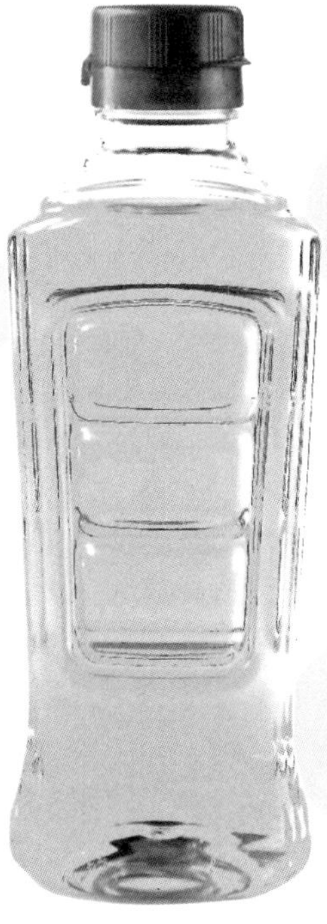

페트병에 담긴 샐러드유

오비소겐으로부터 몸을 지키는 요령

- → 저온 압착 제조법(콜드 프레스)으로 만든 기름을 고른다.
- → 기름을 보관할 때에는 차광성이 높은 유리병 제품을 고른다.

소고기보다 닭고기, 참치보다 전갱이를 고르면 안전하다

먹이사슬의 상위에 있는 생물일수록 독소가 많이 농축된다. 반대로 말하자면 먹이사슬의 하위에 있는 생물일수록 독소의 위험성이 낮다는 말이다. 오비소겐이 넘치는 세상에서 무엇을 먹어야 할지 망설일 때 이것은 알기 쉬운 선택 기준이 되지 않을까?

나는 종종 다리 수가 적은 음식이 좋다고 말한다. 다리가 네 개인 소나 돼지보다는 다리가 두 개인 닭고기가 좋다. 여기에 채소까지 더한다면 브로콜리나 양배추 등은 다리가 하나라고 할 수 있으므로 더욱 좋다.

사실은 브로콜리, 양배추 등의 배추과 채소에는 궁극의 해독물질이라고 하는 글루타싸이온glutathione이 풍부하다. 물론 비타민 등의 영양과 식이섬유도 풍부하므로 채소는 매일 듬뿍 먹어야 한다. 최대한 무농약, 무화학 비료로 기르고 유전자 조작 농산물이 아니면서 영양가가 높은 제철 채소를 다양하게 골라 매일 충분히 섭취하자. 이때 농약이 쉽게 잔류하는 채소와 쉽게 잔류하지 않는 채소가 있으므로 다음 쪽의 리스트를 참고해서 매일 먹을 채소를 골라보자.

그러면 어패류는 어떨까? 크기가 작은 것, 먹이사슬에서 더 하위일수록 안전하다. 예를 들어 생선은 참치나 가다랑어 같은 큼직한 생선보다는 정어리나 전갱이, 꽁치 등 토막이 아니라 통째로 사는 생선이 안전하다. 가리비나 바지락, 대합 등의 조개류(다만 산지에는 주의한다), 거기에 새우나 게 등의 갑각류, 문어, 오징어 등의 연체동물도 추천한다(이미 요산치가 높은 사람은 주의한다). 특히 가리비는 희안하게도 조개류 중에서 수은과 같은 유해금속의 독성이 낮은데다가 해독에 꼭 필요한 물질인 글루타싸이온이 풍부하므로 추천하는 식품이다.

이처럼 보다 안전한 다리 수가 더 적은 생물이나 먹이사슬에서 더 하위인 생물을 선택할 때에는 요령이 있다. 달걀은 호르몬제나 항생제를 투여하지 않고, 유전자 조작 사료를 먹지 않았으며, 좁은 닭장이 아닌 방목으로 기른 닭이 낳은 것을 고르자. 토종닭, 방목, 호르몬제 미사용, 항생물질 미사용이 채소는 주의!

농약의 위험성을 유의하자

농약이 쉽게 잔류하는 채소

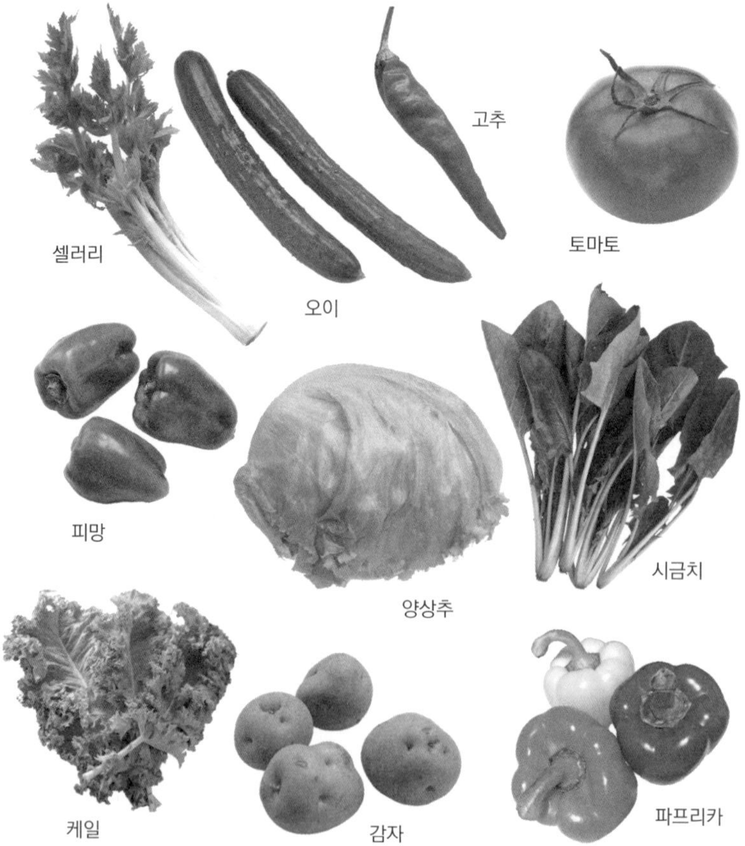

※ 위의 채소는 가능한 한 무농약이나 저농약으로 재배한 것을 찾고, 찾지 못한다면 가급적 사지 않는다. 또한 이런 채소는 종종 녹즙에 사용되므로 녹즙을 만들어 먹을 때는 확실히 무농약을 내세우는 제품을 고른다.

출처 : EWG's 2017 shopper's guide to pesticides in produce

이 채소는 추천!

안전한 채소 선택법

농약이 쉽게 잔류하지 않는 채소

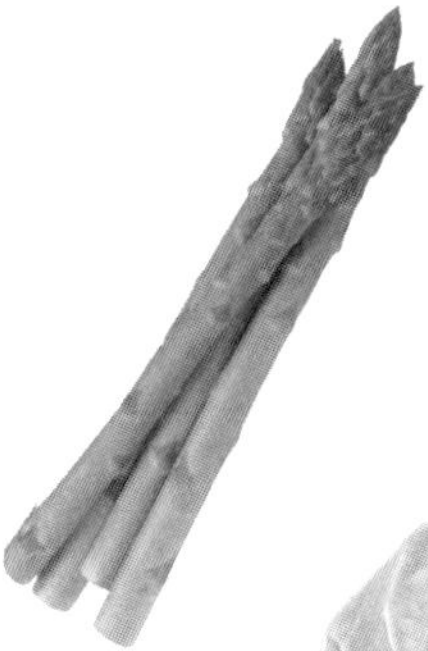

아스파라거스

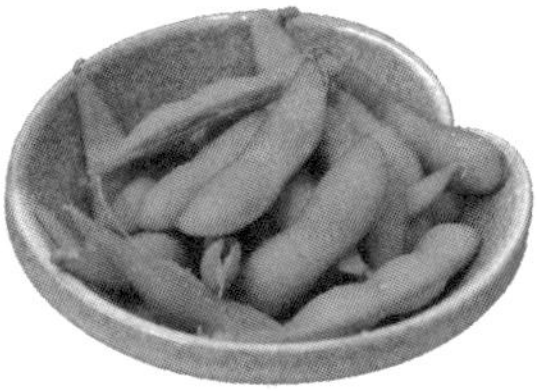

콩류

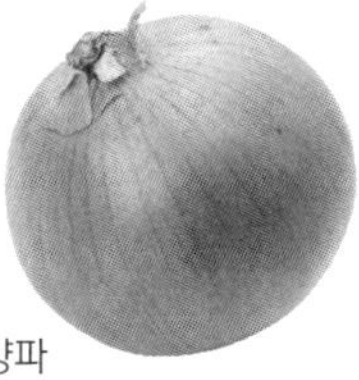

양파

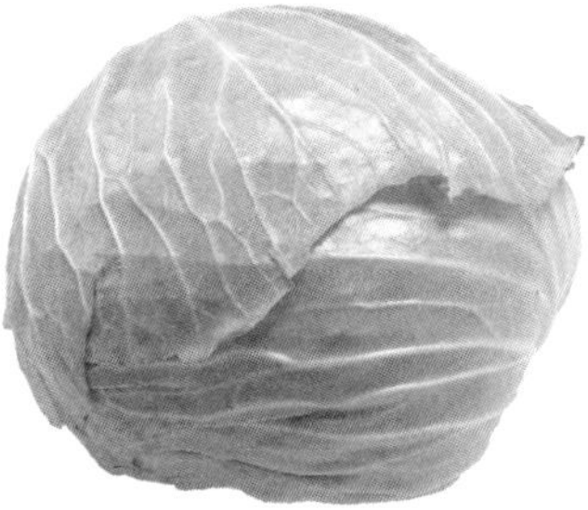

양배추

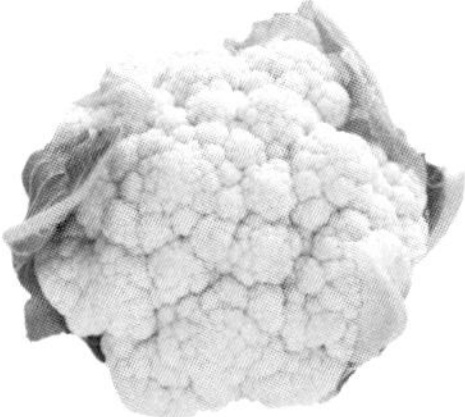

콜리플라워

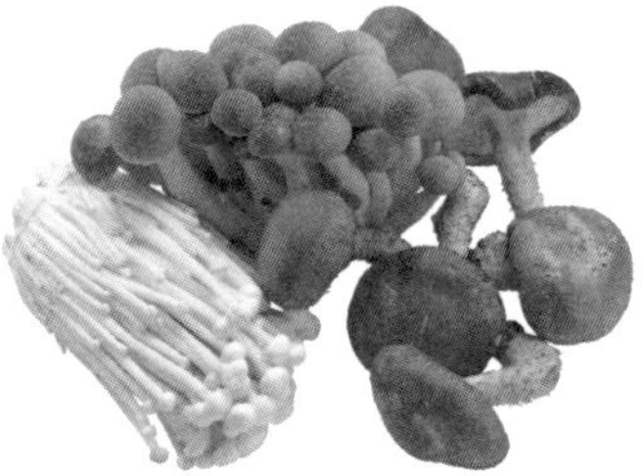

버섯류

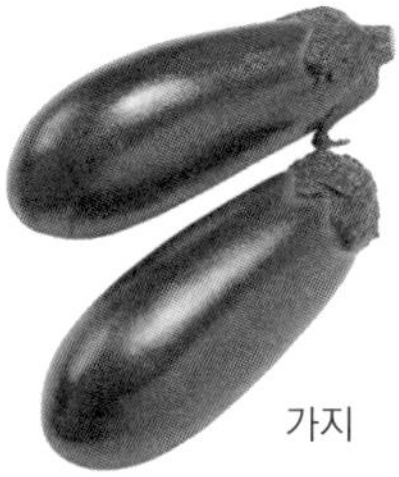

가지

※ 무농약 채소를 찾기 어렵다면 위의 채소를 우선적으로 구입한다. 조리 전에 식품용 브러시를 사용해 탄산수소나트륨(베이킹소다)을 넣은 물에 잘 씻는다.

등의 키워드로 찾아본다. 채소는 무농약이나 저농약을 고르고, 어패류는 양식이 아니라 자연산, 그중에서도 오염되지 않은 지역의 얕은 여울에서 잡은 것이 이상적이다. 공장 배수가 흘러올 가능성이 있는 바다라면 얕은 여울이 더욱 위험하므로 공업지대나 도시의 근해에서 잡은 어패류는 피하는 편이 낫다. 게다가 일본의 경우 동일본대지진이 있었던 2011년 이후는 방사성 물질의 걱정도 있다. 일본 지역을 중심으로 종합해보면 일본 서쪽 근해의 어촌에서 잡은 어패류나 알래스카, 홋카이도 산 어패류가 위험성이 낮다고 볼 수 있다.

참고로 소고기나 돼지고기를 끊을 필요는 없으므로 이것을 선택하는 방법도 언급해두겠다. 어떤 것이든 호르몬제나 항생제, 유전자 조작 사료를 사용하지 않고 자연의 풀을 먹으며 방목으로 자란 것이 이상적이다. 이런 사육법을 하는 축산가는 그 점이 곧 장점이므로 반드시 널리 알리고 있기 마련이다. 그러니 그래스 페드, 항생제 미사용, 호르몬제 미사용, 비유전자 조작 사료 등의 키워드로 검색해보자.

또한 전에도 언급했지만 만약 슈퍼에서 고기를 산다면 플라스틱 식품 용기의 오비소겐이 비계의 지방에 녹아들 위험이 있다. 집에 돌아간 후에 유리 용기에 옮겨 담아서 보관하자. 그리고 최대한 비계가 적은 것을 고르자.

이 식품은 추천!

달걀과 고기의 안전한 식품 선택법

달걀

→ 토종닭, 방목
→ 호르몬제 미사용
→ 항생물질 미사용
등의 키워드로 찾는다.

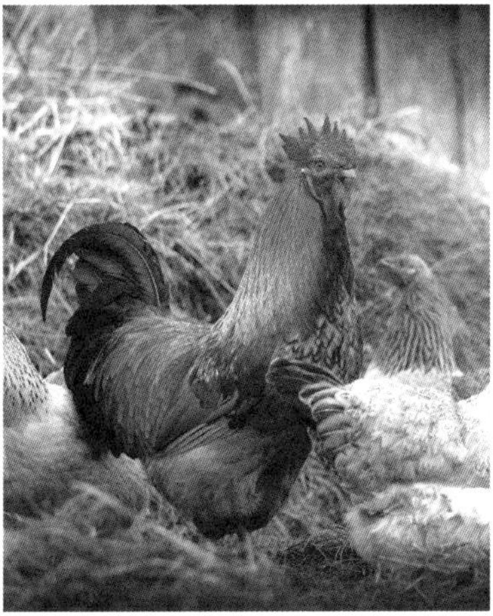

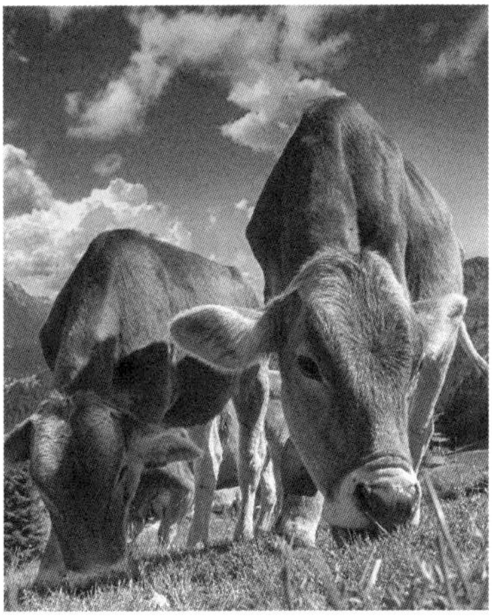

소 · 돼지고기

→ 그래스 페드(Grass-Fed)
→ 항생제 미사용
→ 호르몬제 미사용
→ 비유전자 조작 사료
등의 키워드로 찾는다.

오비소겐이 들어있는 제품의 사용을 최대한 배제하겠다고
의식하는 것과 의식하지 않는 것은 크게 다르다.
무엇보다 우선 의식하는 일이 중요하다. 이것이 자신과 가족,
그리고 자손을 오비소겐에서 지키는 일로 이어진다.

2장

내가 쓰는 생필품에도 이렇게 독소가 숨어 있다

위험한 일상용품

종이컵으로 뜨거운 커피를 마시면 살이 찐다

우리가 당연하게 사용하는 생필품에도 오비소겐이 숨어 있다. 예를 들어 테이크아웃 가능한 카페나 편의점에서 뜨거운 커피를 산다고 해보자. 평소 아무렇지도 않게 하는 행동이지만 여기에 오비소겐이 몸 안에 침투할 위험이 도사리고 있다. 사람들은 매장 내에서 마시지 않는 경우 대개 종이컵에 커피를 담아서 들고 간다. 그런데 사실은 이 종이컵이 문제다.

물에 약한 종이로는 뜨거운 수분에 견딜 수 있는 용기를 만들 수 없다. 그래서 내열 · 방수 코팅제가 사용되는데 그 성분이 비스페놀A BPA라는 플라스틱이다. 비스페놀A는 당뇨병 위험성을 높인다. 혈당치의 조절과 당 대사에 관여하는 인슐린 분비를 교란시켜서 비만을 유발하고 당뇨병을 일으키는 것이다.

실제로 당뇨병 환자에게 비스페놀A가 검출되는 경우가 많다. 비스페놀A는 난소에도 영향을 미쳐서 불임이나 월경 부진으로 이어지는 다낭성 난소 증후군을 유발한다. 최근 다낭성 난소 증후군 환자 수가 증가하고 있으므로 이것은 오비소겐 등의 독소와 관련된 현대병이라고 할 수 있다.

종이컵에는 플라스틱 뚜껑이 달려 있다. 뚜껑에는 대부분 PS라고 각인되어 있을 것이다. PS는 폴리스티렌polystyrene의 약칭인데 이것도 오비소겐이다. 셀프서비스인 카페나 편의점에는 파는 곳과 별도의 테이블에서 직접 우유나 설탕을 넣을 수 있도록 되어 있다.

우유나 설탕도 가급적 섭취하지 않는 것이 좋은데 여기에서 문제시하고 싶은 것은 커피 크리머와 커피를 휘젓고 버리는 머들러다. 커피 크리머는 우유 크림이라고 생각하는 사람이 있을지도 모르지만 유제품과는 전혀 다른 제품이다. 실제로는 잘 산화하지 않는 유지를 혼탁하게 해서 우유 향을 첨가했을 뿐이다. 게다가 용기는 플라스틱이므로 오비소겐이 녹아내린다고 생각하자.

머들러는 목제든 플라스틱제든 전부 좋지 않다. 목제는 괜찮다고 생각하겠지만 곰팡이가 생기는 것을 막기 위해 사용하는 방미 가공제, 아황산염, 표백제가 사용된다. 이런 것들은 아직 오비소겐이라는 증거가 부족해서 인정되지 않은 것도 있지만 틀림없이 몸에 유해하다. 쓰고 버리는 제품은 오비소겐 위험성이 높다고 생각하고 최대한 사용을 피하기 바란다. 정리하자면 다음과 같다.

→ 커피는 종이컵이 아니라 머그잔에 담아 마신다.

→ 테이크아웃의 경우에는 스테인리스 텀블러를 지참한다.

→ 매장에 비치된 커피 크리머나 머들러는 사용하지 않는다.

→ 차가운 음료도 가급적 빨대를 사용하지 말고 매장 내에서 유리컵에 마신다.

이것만으로도 오비소겐의 위험성을 상당히 억제할 수 있다.

종이컵의 코팅제가 문제다

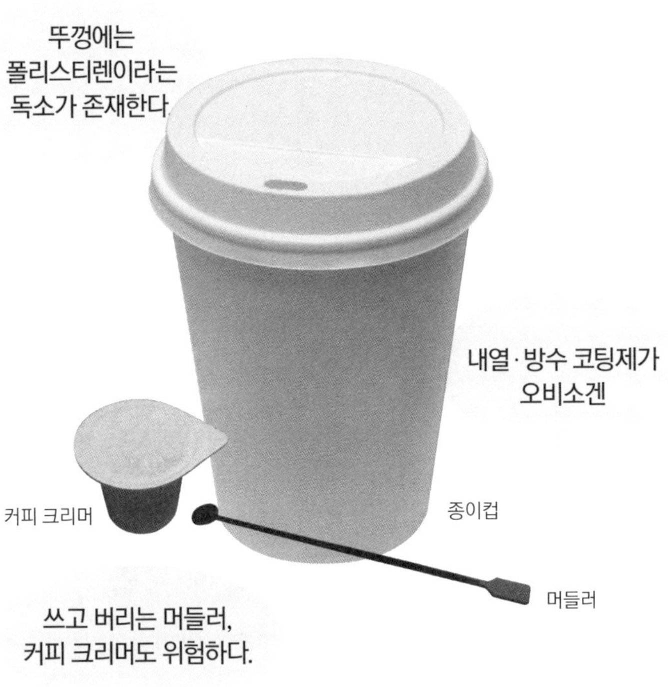

오비소겐으로부터 몸을 지키는 요령

→ 기본적으로 종이컵은 사용하지 않는다.

→ 음료를 머그잔에 담아주는 카페를 찾는다.

→ 음료를 갖고 나가야 하는 경우에는 스테인리스 텀블러를 지참한다.

젖은 손으로 영수증을 만지는 것이 위험한 이유는?

플라스틱은 생활필수품이라고 해도 좋을 정도로 이미 널리 보급되어 있다. 그만큼 안 쓴다는 것이 힘들겠지만 그렇기에 플라스틱 제품의 위험성은 반드시 지적해야 한다. 예를 들어 임신 중인 여성의 체내에 다량의 비스페놀A가 축적되면 아이가 훗날 우울증 등의 정신질환을 앓거나 쉽게 뚱뚱해진다는 보고가 있다.

정신질환은 세로토닌serotonin이나 도파민dopamine이라는 호르몬과 관련된다. 플라스틱 제품의 대다수가 다음 세대에 전해진다. 모체만이 아니라 태아의 호르몬 분비까지 교란시키는 오비소겐이라는 것이다.

플라스틱은 종이컵이나 페트병 외에도 폭넓게 사용된다.

식기, 젖병, 치발기, 빨대, 비닐봉지, 플라스틱 식품 용기, 밀폐용기, 랩, 전기 코드, 플라스틱 제품, 치아 충전재, 통조림의 코팅, 튜브, 고무볼, 풍선, 전기 제품, CD, 안경 렌즈, 두루마리 휴지, 금속용 도료, 접착제, 건축재료, ATM이나 금전등록기의 감열지 영수증 등 무수히 많다.

감열지 영수증에 대해서는 이런 무서운 조사 보고도 있다. 계산대 종업원을 비교 연구했더니 금전등록기에서 사용하는 영수증을 젖은 손이나 핸드크림을 바른 손으로 만진 그룹이 체내 BPA 수치가 높다는 결과가 나온 것이다. 물이나 유성의 크림을 통해 BPA가 피부로 흡수되므로 영수증은 물에 젖은 손이나 기름이 묻은 손으로 만지지 않아야 한다. 감열지 영수증을 만진 손으로 눈을 비비게 되면 눈의 점막으로 BPA가 침입하게 된다. 그러니 영수증을 만졌다면 몇 분 이내에 비누와 물로 잘 씻자.

플라스틱이란 화학 합성된 수지의 총칭이며 그 원료는 사실 다양하다. 자세히 보면 플라스틱의 독성이 나타나는 방식도 강도도 조금씩 다르다. 가령 해외의 플라스틱 제품에는 1~7까지의 번호가 매겨 있어 번호에 따라 독성이 더 낮은 것을 확인할 수 있다. 하지만 국내 플라스틱 제품에는 대개 플라스틱이라고만 표기되어 있다.

단 하나 확실한 것은 안전한 플라스틱은 없다는 사실이다. 플라스틱 제품을 만들 때 가소제(재료를 가공하기 쉽도록 첨가하는 물질)로 프탈산이라는 물질이 자주 사용된다. 이것도 오비소겐이다. 플라스틱 제품을 꼽자면 끝이 없다. 그중에서도 좀 더 피해야 할 것은 역시 입으로 들어가는 플라스틱이다. 음식에 옮겨져서 체내에 흘러 들어가는 것도 있고, 입에 직접 닿는 것도 있다.

특히 기름은 서로 녹기 쉬우므로 지방질이 많은 식품과 플라스틱이 맞닿으면 식품 안으로 오비소겐이 녹아내려서 함께 체내로 들어가게 된다. 그러니 어쩔 수 없이 플라스틱을 사용해야 할 때는 표시를 보고 다음을 기억하자.

→ PP(폴리프로필렌)은 유일하게 독성이 낮다.

→ PS(폴리스티렌)은 발암성이므로 피한다.

다만 이것은 어디까지나 백 보 양보한 선택지다. 가장 우선시해야 할 규칙은 페트병, 비닐봉지, 플라스틱 식품 용기, 밀폐 용기, 랩, 젖병, 치발기 등 뭐가 되었든 플라스틱 제품은 될 수 있는 한 사용하지 않아야 한다는 점이다.

주의할 생필품

플라스틱 제품은 가능한 한 피한다

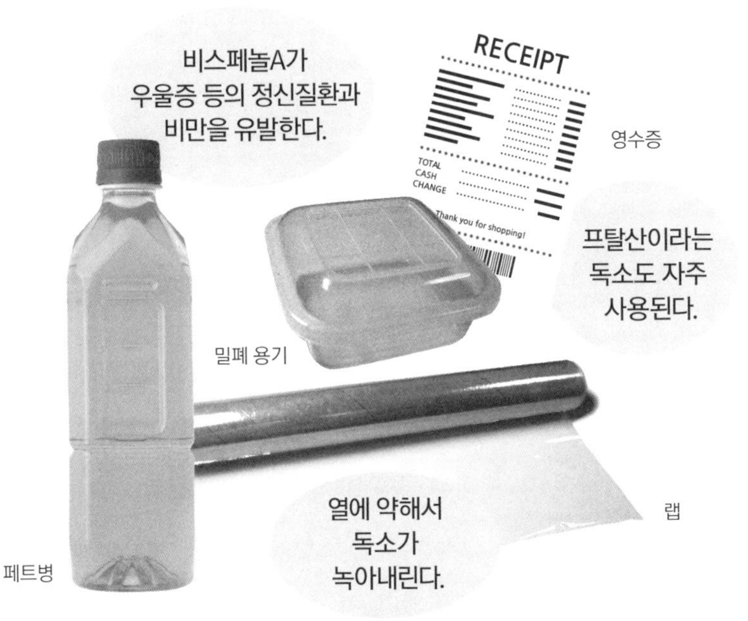

이 제품도 주의!

비닐봉지, 빨대, 플라스틱 식품 용기
젖병, 치발기 등

오비소겐으로부터 몸을 지키는 요령

→ 가능한 한 사용을 피한다.

→ PP(폴리프로필렌)은 유일하게 독성이 낮다.

→ PS(폴리스티렌)은 발암성이므로 피한다.

지금 사용하는 젖병이 아기의 건강을 위협한다

아기가 사용하는 젖병이나 치발기, 유모차나 유아용 카시트에도 BPA가 포함된 제품이 적지 않다. BPA는 체내에 들어오면 에스트로겐과 비슷한 역할을 하면서 내분비계를 교란하는 것으로 알려져 있다. 이런 제품을 사용하면 아기의 입과 손을 통해 오비소겐이 침투하게 된다. 아기는 내장 기관이 아직 다 발달하지 않았으므로 오비소겐의 해로움에 대해 취약하다. 아기와 오비소겐이 들어간 제품은 아기의 장래를 생각하면 최악의 조합이라 할 수 있다.

이러한 우려가 커지자 최근에는 BPA 성분이 들어 있지 않은 BPA 프리 제품들이 나오기 시작했다. 특히 젖병을 비롯한 유아용 제품은 모두 BPA 대신 다른 화학물질을 사용하도록 하고 있다. 그런데 미국 워싱턴주립대학교의 최근 연구에 의하면 BPA 프리 라벨이 붙어 있는 플라스틱 제품이라도 생각만큼 안전하지 않다는 결과가 나왔다. 또한 BPA 대신 사용하는 물질인 BPS, BPF, BPAF 등 역시 BPA와 동일한 오비소겐 작용이 있는 것으로 나타났다. 이러한 결과를 토대로 연구진은 원료가 비스페놀A든 대체 물질이든, 특히 오래되거나 손상을 입은 플라스틱 제품은 안전하지 않다고 경고하고 있다.

캐나다나 유럽에서는 BPA로 만든 제품은 제조, 판매, 수입이 일절 금지되어 있다. 그 대체품이 앞서 말한 BPS 등의 예처럼 다른 플라스틱이 될 수도 있다. 유해하다고 인정된 물질의 대체품이라고 해서 즉시 안심할 수 있는 것은 아니다. 특히 아기와 관련해서는 무엇이든 플라스틱 제품은 사용하지 않는 쪽이 현명하다고 할 수 있다. 유모차의 경우도 아기가 침이 묻은 손으로 유모차를 만지지 않도록 면 수건을 까는 식으로 방법을 생각해보자.

타지 않는 프라이팬에는 함정이 있다

예상 못했겠지만 눌어붙지 않는 냄비에도 오비소겐이 들어있다. 눌어붙지 않는 냄비에 자주 사용되는 불소수지합성수지 코팅이 사실은 오비소겐이다. 테플론 가공이라는 말이 더 익숙한 사람도 많을 것이다.

불소수지는 마찰을 저감하는 계면활성제의 하나다. 반감기가 짧고 잔류성이 높아서 2016년 현재 POPs persistent organic pollutants 지정이 심의되고 있는 오비소겐이다. POPs는 스톡홀름에서 맺은 잔류성 유기오염물질에 대한 협약(2001년 5월 22일 스웨덴 스톡홀름에서 POPs 제조와 사용을 규제하기 위한 협약이 채택되어 2004년 발효되었다. 한국은 2002년 8월 스톡홀름 조약을 비준한 뒤, 잔류성 유기오염물질관리법 제정했다.)을 통해 장거리 이동성, 장시간 잔류성의 요소가 있다고 판단된 오염물질을 말한다. 오염물질로 지정되면 사용이 금지되지만 현재 불소수지 가공은 소량으로도 물과 기름을 튀기는 효과가 높으므로 매우 폭넓게 사용되고 있다.

하지만 소비자의 의식이 바뀌면 현재 상태를 바꾸는 것도 불가능하지 않다. 그런 희망을 느끼게 하는 사례도 있다. 미국의 화학기업, 듀폰 사는 불소수지 가공을 이용한 제품의 큰손이라고 해야 할 기업이다. 그 회사의 상표가 테플론이라고 하면 이해할 것이다. 2005년 미국에서는 수돗물에 잔류한 불소수지를 둘러싸고 웨스트버지니아주에 있는 듀폰 사의 공장을 상대로 인근 주민들이 집단 소송을 했는데, 그 결과 1억 달러의 배상 판결이 나왔다.

불소수지 가공은 장거리 이동성과 잔류성이 높은 오비소겐이다. 미국에서 일어난 사건도 결코 우리와 무관한 일은 아닐 것이다. 임신 중에 코팅된 조리기구를 계속 사용하면 아이는 태어날 때부터 면역력이 낮아진다는 연구 결과도 있다.

프라이팬을 비롯한 조리기구, 보온병, 전자레인지용 식품포장 등 입으로 들어가는 것과 관련된 제품 이외에도 방수복, 매트리스, 오염 제거제, 얼룩 제거제, 가구의 무늬 등 온갖 코팅에 사용되어 매일 들이마신다고 볼 수 있다. 불소수지 코팅, 테플론이라고 쓰여 있지 않아도 ○○코팅이라고 표기되어 있으면 불소수지와 섞여 있을 가능성이 높다.

불소수지는 미국에서 생겨났는데 위험성을 크게 의식하는 일도 미국이 앞서나가고 있다. 쿠킹 시트 하나만 해도 불소수지 코팅이 함유되지 않은 대체품을 찾아볼 수 있으므로 우리는 이렇게 대처하는 수밖에 없다.

➔ 쿠킹 시트 대신 실리콘페이퍼로 대체한다.

➔ 프라이팬은 망설이지 말고 철제로 고른다.

이 두 가지를 철저히 지키기만 해도 오비소겐 피해를 억제할 수 있다.

주의할 생필품

타지 않는 프라이팬에 속지 않는다

불소수지(테플론 가공) 코팅이 사실은 오염물질이다.

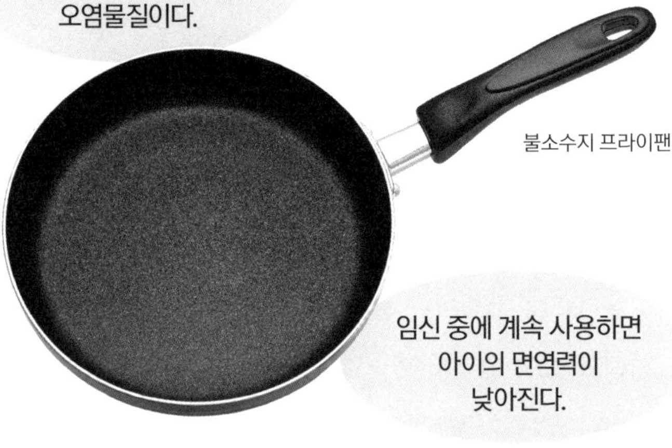

불소수지 프라이팬

임신 중에 계속 사용하면 아이의 면역력이 낮아진다.

이 제품도 주의!

냄비 등의 조리기구, 쿠킹 시트
보온병, 전자레인지용 식품 포장 등

오비소겐으로부터 몸을 지키는 요령

→ 프라이팬은 철제 제품을 고른다.

→ 냄비는 철제, 스테인리스, 법랑, 세라믹 재질로 된 제품을 선택한다.

→ 테플론, 불소수지, ○○ 코팅의 표시에 주의한다.

위험한 플라스틱 제품을 피하려면

플라스틱 제품이나 코팅 가공(합성수지)은 일상 속 곳곳에 넘치고 있어 완전히 멀리할 수는 없다. 그래도 플라스틱 제품이나 코팅 가공된 제품은 최대한 배제하겠다고 의식하는 것과 의식하지 않는 것은 크게 다르다.

예를 들어 밀폐 용기 대신에 스테인리스나 법랑 제품, 유리로 된 보존 용기를 사용하는 등 플라스틱을 사용하지 않고 생활할 수 있는 방법은 의외로 많이 찾을 수 있다. 우선 이러한 점을 늘 의식하는 일이 무엇보다 중요하다. 이것이 자신과 가족, 그리고 자손을 오비소겐에서 지키는 일로 이어진다.

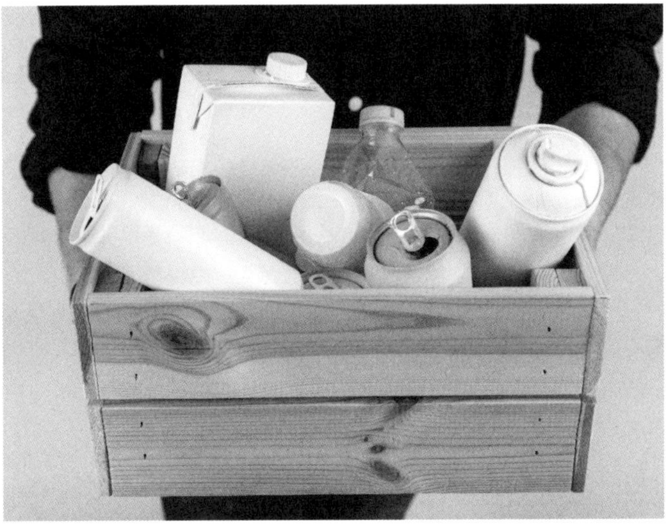

플라스틱 제품은 일상 속 곳곳에
깊숙이 자리 잡고 있어 완전히 멀리할 수는 없다.
그러나 조금만 의식하면 플라스틱을 사용하지 않고
생활할 수 있는 방법은 의외로 많이 찾을 수 있다.

플라스틱의 독성을 피하는 방법 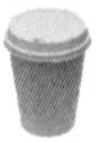

❶ 종이컵

기본적으로 사용하지 않는다. 카페에 갈 때는 음료를 머그잔에 담아주는 곳으로 간다. 스테인리스 텀블러를 들고 다닌다.

❷ 밀폐 용기

스테인리스, 법랑, 유리로 만든 보존 용기(뚜껑은 플라스틱제가 많지만 최소한 식품과 닿는 부분이 플라스틱이 아니면 좋다.)를 사용한다.

❸ 랩

전자레인지를 사용하지 않으면 오비소겐에 접촉하는 횟수가 상당히 줄어든다. 식품을 보존할 때는 유리, 스테인리스, 법랑 보존 용기를 사용한다.

❹ 플라스틱 식품 용기

슈퍼마켓에서 사용되는 것은 어쩔 수 없지만 구매한 뒤 바로 플라스틱이 아닌 용기에 옮긴다.

❺ 키친타월

BPA가 함유된 제품이 많기 때문에 사용빈도를 줄인다.

❻ 페트병

특히 페트병에는 뜨거운 음료를 담지 않는다. 가지고 다니는 음료수는 스테인리스 물통에 넣는다. 페트병에 담긴 찬물을 산 경우 다 마신 뒤 페트병을 물통 대신 사용하지 않는다. 재사용할수록 오비소겐이 음료에 녹아내리기 때문이다.

❼ 플라스틱 텀블러

스테인리스 텀블러를 사용한다.

❽ 알루미늄 캔

내부 코팅에 비스페놀A가 들어가므로 피한다. 통조림 식품이나 캔 음료가 아니라 병조림을 고른다. 특히 참치 통조림, 정어리 통조림, 조리유 등 지방질이 많은 식품은 병 제품으로 선택한다.

❾ 불소수지 코팅(테플론 가공) 냄비

철제, 스테인리스, 법랑, 세라믹 냄비를 사용한다.

❿ 밥솥

뚜껑 내부에 불소 코팅이 사용되는 경우가 많으므로 쌀은 뚝배기나 스테인리스, 법랑, 철제 냄비로 짓는다.

⓫ 플라스틱 주걱

밀랍으로 코팅된 목제를 찾는다.

⓬ 플라스틱 재질이나 합성도료로 코팅된 젓가락

오비소겐이 없는 질 좋은 젓가락을 사용한다. 외식 때는 자신의 젓가락을 가지고 다닌다. 밀랍이나 들깨기름으로 코팅된 것은 내구성은 뛰어나지 않지만 안전하다. 옻칠은 합성 옻을 사용하는 것이 많다. 천연 옻도 수은을 소량 함유하고 있으므로 바람직하다고 할 수 없다.

⓭ 플라스틱 식사 도구

스테인리스 식사 도구를 사용한다.

⓮ 젖병, 치발기

젖병은 본체가 유리인 제품, 치발기는 비스페놀A 프리 제품을 찾는다.

⓯ 조명 갓

플라스틱이 아닌 제품을 쓴다. 플라스틱 제품을 사용하는 경우는 LED 전구를 고른다(백열등은 온도가 높아져서 오비소겐이 공기 중에 녹아내릴 가능성이 크다).

편리하게 쓰는 알루미늄 포일에도 유해금속의 독성이 있다

예전에는 치아 충전재에 당연한 것처럼 수은이 사용되었다. 치아 충전재는 10년 있으면 4분의 1 정도의 크기가 된다. 사라진 남은 4분의 3은 도대체 어디로 간 것일까? 식사를 하거나 이를 갈거나 이를 닦으면서 조금씩 녹아내려 체내로 흘러드는 것이다. 특히 지금 40대 이상이고 어린 시절에 치과 치료를 받은 사람의 입안에는 수은을 사용한 충전재가 있을 가능성이 있다.

의약품이나 영양제의 코팅제에 수은이 들어가기도 한다. 아이라이너나 마스카라 등 검은색을 입히는 화장품에도 수은이 함유되어 있다. 이렇게 수은은 일상적으로 접할 기회가 많은 유해금속이다.

주의할 생필품

통조림에는 알루미늄의 독소가 가득하다

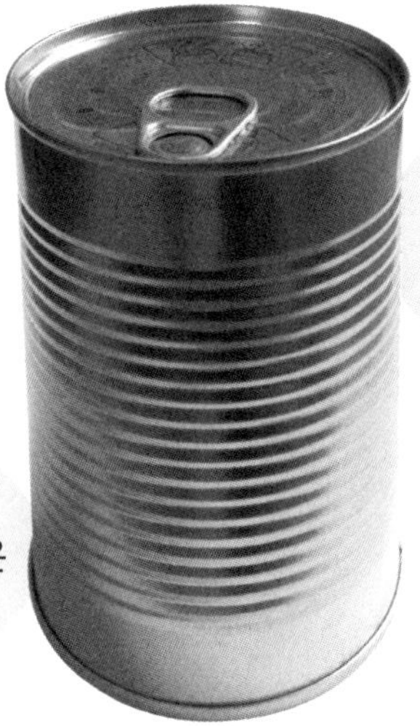

통조림

이 제품도 주의!

캔 맥주, 캔 주스 등의 캔 제품, 알루미늄 포일
알루미늄 냄비, 약품 코팅제 등

오비소겐으로부터 몸을 지키는 요령

→ 통조림, 캔 주스 등 캔 제품은 사지 않는다.

→ 알루미늄 포일을 많이 사용하지 않는다.

생필품에 자주 사용되는 알루미늄은 사실 유해금속이다. 그런데 알루미늄 포일을 사용한 적이 없는 사람은 거의 없을 것이다. 평상시 별로 의식하지 않았을 테지만 알루미늄 포일의 원료는 문자 그대로 알루미늄이다. '뭐 알루미늄을 먹는 것도 아닌데'라고 생각하는가? 하지만 오비소겐이 식품에 녹아들어 함께 몸 안에 들어온다고 생각하면 결코 무시할 수 없다.

우리가 자주 쓰는 알루미늄 제품에는 어떤 것이 있을까? 가볍고 손잡이가 달려서 음식을 조리할 때 편리한 알루미늄 냄비도 많이 출시되어 있다. 그 외에도 캔 맥주, 캔 칵테일, 캔 주스, 참치 캔, 과일 캔 등이 있다. 일반적으로 캔이라고 이름 붙은 것은 모두 알루미늄이라고 생각하면 된다. 술이나 주스는 그 자체가 유해하다. 소프트드링크는 설탕을 벌컥 마시는 것과 완전히 똑같다.

과일 주스는 얼핏 몸에 좋을 듯하지만 설탕 함유량이 탄산음료와 비슷하다. 제조하면서 과일의 비타민이나 미네랄은 사라지고 식이섬유도 줄어든다. 알코올도 당질이다. 게다가 장 점막 표면에 있는 작은 주름인 미세 융모를 짓무르게 한다. 거기에 담긴 용기마저 유해하다면 틀림없이 피해야 할 것이다.

오비소겐은 기름에 잘 녹으므로 지방질이 많은 식품의 통조림이 특히 위험하다. 차라리 통조림을 멀리하겠다고 다짐하는 편이 나을지도 모른다. 약품 코팅제에도 알루미늄이 자주 사용된다. 종이팩의 뒷면이 은색이라면 그것도 알루미늄이다. 제산제나 위장약은 알루미늄을 섭취하는 가장 주요 경로라고 알려져 있다. 약국에서 가볍게 살 수 있지만 위통을 억제하려고 먹으면 알루미늄도 동시에 섭취하게 된다.

그 외에 식품첨가물, 소금, 식품안정제, 베이킹파우더, 조리기구를 통해서도 알루미늄을 흡수하게 된다. 알루미늄은 뼈의 건강을 해치고, 골다공증의 위험성을 높인다. 인지기능 등 뇌 건강에도 영향을 끼친다. 그러므로 다음과 같은 점을 명심해서 유해금속에서 몸을 지키자.

→ 알루미늄을 함유할 가능성이 큰 제품은 가능한 한 피한다.

→ 두통이나 위통이 있다고 해서 함부로 약을 먹지 않는다.

→ 천연화장품을 고른다.

사실은 립스틱과 함께 납도 먹는다

우리 건강을 위협하는 유해금속은 또 있다. 바로 납이다. 납은 뼈에 쉽게 축적되고, 일정 나이에 도달하면 뼈에서 녹아내린다. 이것이 사실 여성 갱년기 장애의 한 원인이 된다. 갱년기 장애를 겪으면 정서 불안, 초조함, 불쑥 화가 나는 증상이 생기는데 뼈에서 녹아내린 납이 온몸으로 방출되기 때문이라고 보고 있다.

이렇게 온몸으로 퍼진 납은 대사이상을 일으켜서 비만을 촉진함과 동시에 골다공증, 뇌신경 장애, 고혈압, 동맥경화의 진행 등 다양한 악영향을 초래한다. 납의 해로움은 들어본 적이 없다고 생각할지도 모르지만 사실 뜻밖의 곳에 숨어 있다. 그 대표적인 것이 립스틱이나 아이섀도 등의 화장품이다.

이와 관련해서 납의 위험성을 여실히 보여주는 에피소드를 소개하겠다. "로마가 멸망할 때는 세계가 멸망한다."라는 말까지 나돌던 무적의 로마제국이 납 때문에 멸망했다는 설이 있음을 알고 있는가? 로마제국 시대에는 와인 통의 내부를 납으로 코팅했다. 로마인들은 납이 녹아내려서 와인에 딱 맞는 단맛이 가미되는 것을 좋아했다고 한다. 상류 계층의 사람들은 밤낮으로 납이 들어간 와인을 즐겼고, 귀족들은 납이 듬뿍 들어간 하얀 분을 발랐다. 그래서 자식을 두기가 어려웠다고도 한다.

로마인의 평균 수명은 평균 40대로 매우 단명했다. 그 시대 황제의 잔학무도한 모습도 와인에 들어간 납이 정신질환을 일으켰기 때문이라고 보기도 한다. 로마제국에서는 수도관에도 납이 사용되었으므로 상류 계급뿐 아니라 서민도 만성적으로 납을 섭취했다. 로마제국에 납이 이렇게까지 침투하지 않았다면 세계의 역사는 바뀌었을지도 모른다. 세계를 손안에 거두려고 했던 제국조차도 멸망으로 몰고 간 납. 현대를 사는 우리는 이 역사의 교훈을 반드시 살려야 한다.

한편 주석은 예전에 트리부틸주석TBT(유기 주석 화합물)이라는 물질이 배 밑바닥용 페인트로 사용되었다. 트리부틸주석도 오비소겐이다. 이것이 바다 생태계 이상의 원인으로 지적되자 주요 국가에서는 사용이 금지되었으나 일본에서는 아직 규제되고 있지 않다(한국에서는 2003년 이후 모든 선박을 대상으로 사용을 금지하고 있다).

주석은 반감기가 길어서 작은 어패류에서 커다란 어패류로 생물농축이 일어나서 마지막에는 인체에 도달한다. 주석은 해양오염뿐 아니라 토양오염에도 관련된다. 또한 땜납(납과 주석의 합금), 쥐약, 농약, 디자이너의 가죽 가방, 도료, 화장품, 치약, 목재 방부제, 술잔, 식품의 플라스틱 포장 등에도 들어간다.

유리금속으로 알려져 있는 안티몬antimon은 수은처럼 우리 주변에 은밀히 존재하며 해를 끼친다. 식품 포장이나 침대 매트리스에 사용되므로 주의가 필요하다.

머리 염색약에 포함된 톨루엔은 신경 장애를 일으킨다

머리 염색약, 립스틱, 아이 메이크업, 매니큐어, 파운데이션 등 우리와 밀접한 화장품에도 위험이 숨어 있다. 머리 염색약의 용제로 사용되는 유기화합물 톨루엔toluene은 납과 마찬가지로 신경 장애를 일으킬 수 있는 유해물질이다.

흰머리를 염색한다면 헤나 등의 식물성 천연 염색약을 사용하자. 흰머리를 검게 하는 염색약에는 디아민diamine이 빠지지 않는데 디아민은 피부염을 유발한다고 알려져 있다. 피부염까지는 아니더라도 염색 후에 두피가 가려운 것은 디아민 때문이라고 볼 수 있다. 최근에는 디아민 함유량을 최소한으로 줄인 상품이나 더 안전한 분자구조로 두피에 부담을 주지 않도록 제조한 상품도 있다. 미용실이나 피부과 의사와 상담

해보면 좋을 것이다.

립스틱은 여성스러움을 강조하는 미의 상징이라고 해도 될 정도로 중요한 포인트 메이크업이다. 다만 이것도 잘못 선택하면 오비소겐이 입으로 들어오게 된다. 립스틱 성분은 음식과 함께 몸 안에 들어오기 마련이다. 우리 입술이 분홍빛인 이유는 입술이 점막이며 특히 혈관이 모여 있기 때문이다. 입술 주변에도 당연히 혈관이 모여 있다. 그렇다는 것은 립스틱에 포함된 오비소겐이 점막을 통해서도 혈액으로 흡수되어 온몸을 돈다는 것이다.

발색이 좋은 립스틱의 태반은 유해한 인공색소를 사용한다. 이미 유해성을 지적받은 인공향료를 사용한 제품도 적지 않다. 또한 지워지지 않는 것을 강점으로 내세운 립스틱은 에폭시 수지epoxy resin라는, 역시 오비소겐인 물질을 함유하고 있다.

화장품에 자주 사용되는 방부제 파라벤paraben, 메틸파라벤methylparaben, 프로필파라벤propylparaben 역시 유해성이 알려졌음에도 지금까지 계속 사용되고 있다. 물론 납의 해로움도 있으므로 발색이 좋은 립스틱, 잘 지워지지 않는 립스틱은 피해야 한다. 현재 미국 FDA가 실시한 화장품 불시 검사에서는 미국제, 대기업 제조회사, 중소 제조회사를 막론하고 납과 수은이 검출되었다. 요즘에는 천연화장품에 대한 관심이 높아져 자연 성분의 립스틱도 많이 출시되어 있으니, 특히 입에 닿는 화장품은 먹는 것과 다름없다고 생각해서 최대한 유해물질을 사용하지 않은 제품을 고르자.

파라벤을 대체할 방부제로 자주 눈에 띄는 페녹시에탄올phenoxyethanol 역시 합성보존제이며 반드시 안전하다고 할 수 없다. 특히 구강 케어 제품이나 립스틱, 립밤 등 입에 들어가는 것을 고를 때는 이것도 피했으면 하는 물질이다.

반면에 안전한 천연방부제는 로즈메리 추출물, 그레이프프루트 시드 추출물, 벌꿀, 오렌지 오일, 님오일이다. 또한 소르브산칼륨potassium sorbate은 안전하다고 할 수는 없어도 파라벤만큼 독성이 강하지 않다. 기초화장품 중에는 방부제를 사용하지 않은 제품도 있다. 이런 제품은 대개 작은 병에 담겨 있고 냉장 보관해야 한다. 최대한 그런 제품을 고르는 방법도 있다.

입, 눈, 손톱은 포인트 메이크업을 하기 쉬운 곳이지만 조직이 부드러워서 바른 것이 몸에 잘 흡수된다. 눈가에 까맣게 선을 그리는 아이라이너나 마스카라, 금빛 은빛의 펄이 들어간 아이섀도 등은 중금속 성분을 이용한 것이 많으므로 주의가 필요하다.

손톱으로도 중금속이 흡수된다. 치아 충전재가 일으키는 만성 알레르기와 마찬가지로 매니큐어와 네일 리무버가 전신 피부염이나 부종의 원인이 되기도 한다. 매니큐어에는 프탈산, 톨루엔 등 오비소겐 작용을 하는 유기용제가 들어 있다. 최근에는 유기용제가 없는 매니큐어도 판매되고 있는데 이러한 매니큐어를 사용해보면 빨리 벗겨지는 것을 확인할 수 있다.

즉 빨리 벗겨지지 않는 매니큐어에는 오비소겐이 확실히 들어 있는 셈이다. 립스틱도 마스카라도 마찬가지다. 오래 지속되는 효과를 내세우는 제품이나 발수를 주장하는 제품은 다량의 오비소겐을 머금고 있다.

파운데이션이나 파우더, 메이크업 용품의 일부에는 알루미늄 등의 금속이 사용되기도 한다. 분말로 만들어진 메이크업 용품이 무서운 것은 나노화되어 있다는 점이다. 극소화되어 있으므로 피부에 잘 흡수된다. 나노화된 성분은 뇌에 필요한 것과 불필요한 것을 가려내는 혈액뇌관문도 통과해서 뇌까지 들어간다. 그렇게 알루미늄 같은 금속도 체내에 흡수된다.

그래서 뭐든지 나노화하는 현재 상태를 나노 오염이라고 경고하는 전문가도 적지 않다. 그러니 메이크업 아이템은 나노 기술을 사용하지 않은 것을 고르기 바란다. 다만 성분표시를 잘 보고 골라도 안심할 수 없다. 성분 내의 불순 혼합물은 성분표에 실리지 않기 때문이다. 인공착색료인 타르색소에는 유해금속이 들어 있고, 방부제에는 포름알데히드를 발생하는 물질이 포함되기도 한다.

그렇다면 우리는 어떻게 메이크업 아이템을 골라야 할까? 한 가지 추천하는 방법은 유기농, 천연, 무첨가를 내세우는 제품을 고르는 것이다. 화장품을 구입할 때에는 납, 톨루엔, 프탈산, 파라벤 성분이 들어 있는지 꼼꼼히 확인해보자.

화장품 편집숍에 가보면 의사가 만든 화장품이나 천연화장품도 많이 나와 있다. 의사가 만들었다고 해서 반드시 천연화장품이거나 무첨가 화장품이라고 단정할 수는 없지만 품질을 고집하는 제조회사는 그 점을 어필하고 있다. 제조회사의 사이트나 전문 정보 사이트 등을 잘 살펴보고 안심할 수 있는 제품을 찾아보자. 가령 미국의 환경 연구 단체인 EWG Environmental Working Group의 홈페이지에서는 안심하고 사용할 수 있는 화장품에 독자적인 인증을 주는 등 도움이 되는 정보를 매일 제공하고 있다.

이렇게 기초 화장품부터 파운데이션, 아이 메이크업까지 얼굴에 닿는 것도 전부 성분을 조사해서 엄선하자.

유해금속에서 내 몸을 지키는 방법

지켜야 할 사항	유해 요소
치아 충전제의 경우 아말감(치아 충전재)을 제거하고 세라믹 혹은 지르코니아 충전제로 교체한다.	수은
참치, 황새치, 상어, 고래, 아귀, 도미, 삼치, 농어 등 수은이 함유될 위험성이 있는 생선은 가급적 먹지 않는다.	수은
알루미늄 포일을 많이 쓰지 않는다.	알루미늄
알루미늄 조리기구, 통조림 식품은 최대한 피한다. 조리기구는 스테인리스, 법랑을 고른다.	알루미늄
식기는 유리 식기나 도기를 사용한다.	납, 카드뮴
살충제, 방부제, 목재 처리제, 농약을 피한다.	비소
농작물은 잔류 농약에 주의한다. 최대한 무농약 상품을 고른다.	비소
머리 염색약이나 화장품은 천연 제품을 고른다.	납, 수은, 알 루미늄
정수기를 설치한다.	납, 염소
담배를 피우지 않는다.	비소, 카드뮴

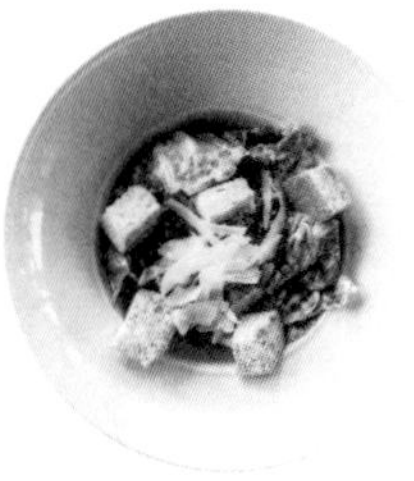

드라이클리닝한 옷은 반드시 그늘에 말리자

세탁소에서 드라이클리닝을 마친 양복에서는 독특한 냄새가 난다. 그 냄새가 거북한 사람은 본능적으로 센서가 작동해서 '이것은 몸에 나쁘다'라고 느끼는 것이다. 그 냄새의 근원인 유기염소계 드라이클리닝제는 비만, 암, 심장질환, 알레르기 증상의 원인이 되는 오비소겐이기 때문이다.

드라이클리닝은 '드라이'라고 말하지만 실제로는 물로 세탁한다. 해보면 알겠지만 집에서 손으로 세탁하는 것과 오염을 제거하는 방식은 그리 다르지 않다. 돈을 쓰고 오염을 제거하는 대신에 오비소겐이 붙은 옷을 받을 것인가, 아니면 돈을 쓰지 않고 수고를 들여서 오염만 제거할 것인가? 답은 명확할 것이다.

집에서 손으로 세탁하는 경우는 합성 세제가 아닌 천연 세제를 사용하자. 구연산과 탄산수소나트륨을 사용하는 것도 추천한다.

다만 슈트라던가 수축, 이염의 우려가 있는 까다로운 재질의 옷처럼 자신이 다루기 어려워서 어쩔 수 없이 드라이클리닝을 맡길 필요가 있는 의류도 있다. 그런 경우 세탁소에서 찾아온 옷을 그대로 옷장에 넣지 말자. 옷장 안에 오비소겐을 가둬두게 되기 때문이다. 나중에 그 옷을 입으려고 커버를 벗기자마자 흩어지는 오비소겐을 한꺼번에 들이마시게 된다. 또한 침실에 걸어두지 않도록 하자. 침실에 걸어두면 자는 동안 계속 오비소겐을 들이마시게 된다. 수면은 뇌와 장이 회복하는 중요한 시간이므로 특히 수면 중의 오비소겐 흡입은 피해야 한다.

드라이클리닝한 의류는 먼저 비닐 커버를 벗기고 사흘 정도 그늘진 옥외에 둔다. 유기염소계 드라이클리닝제는 휘발성이므로 외부 공기에 닿으면 오비소겐의 위험성을 대부분 줄일 수 있다.

그림이나 향이 첨가된 두루마리 휴지는 피한다

그림이 있거나 향기가 나는 두루마리 휴지는 사용하지 말자. 두루마리 휴지의 그림이나 향기에 사용되는 인공향료와 색소도 오비소겐이기 때문이다. 플라스틱 항목에서 프탈산을 소개했는데 인공향료나 색소에도 자주 사용된다. 그림이 있고, 색이 있는 두루마리 휴지에는 프탈산의 위험도 있는 것이다. 두루마리 휴지는 용변을 처리하는 도구이므로 오비소겐이 포함되어도 문제가 없다고 생각할지도 모르지만, 잠시 생각해보자. 피부를 통해서 체내에 들어가는 경피독소는 몸의 부위에 따라 흡수도가 다르다. 그중에서도 가장 흡수되기 쉬운 곳은 혈관이 풍부한 점막 주변이다.

항문은 혈관이 밀집되어 있는 예민한 부위다. 입으로 들어가는 만큼 해롭지는 않지만 항문을 통해서 잉크의 용제나 향료, 그곳에 사용되는 프탈레이트phthalate라는 오비소겐을 흡수할 가능성이 있다.

두루마리 휴지는 국산, 무지, 무향료, 재생지가 아닌 것을 고르자. 환경보호를 생각하면 재생지를 고르고 싶을 수도 있다. 하지만 재생지가 되기 전 종이에 인쇄된 성분, 가령 잉크 성분의 톨루엔, 납, 코팅제 비스페놀이 어느 정도 잔류할 수 있다. 모든 조건을 채우는 것이 어렵다면 무늬가 없는, 무향료 휴지를 최우선으로 하기 바란다.

생식 기관도 혈관이 풍부한 점막으로 되어 있다. 생리용품은 여성이 컨디션이 떨어지는 예민한 시기에 사용하는 것이므로 아주 신경 써서 골라야 한다. 특히 생리통이 심해서 고민하는 사람은 플라스틱 성분의 생리대가 아니라 오가닉 코튼을 사용한 무표백의 천 생리대를 사용해보자. 분명히 훨씬 편안한 기분을 느낄 것이다. 그리고 다음 달부터 생리에 대한 부담을 덜 수 있다.

주의할
생필품

두루마리 휴지는 무지, 무향료를 쓴다

그림이 있고
향기나 나는 것은
인공향료와 색소

프탈산의
위험성

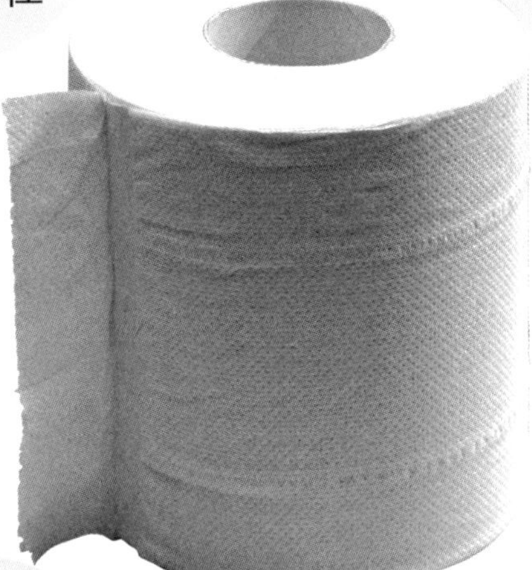

점막을 통해 체내에
독소가 들어간다.

그림이 있고 향기가 나는 두루마리 휴지

오비소겐으로부터 몸을 지키는 요령

→ 국산, 무지, 무향료, 재생지가 아닌 것을 고른다.

→ 가장 먼저 고려할 조건은 무늬가 없고 향료가 들어 있지 않은 것이다.

냄새는 사라져도 코를 통해 독소가 침투하는 무서운 방향제

집에 방향제를 상비하는 사람도 분명히 많을 것이다. 애완동물을 기르고 있어서, 음식물 쓰레기 냄새가 싫어서, 담배를 피워서, 화장실 악취를 빨리 없애고 싶어서 등 갖가지 이유로 말이다. 냄새를 없애려는 목적이 여러 갈래로 갈라지는 탓인지 마트에서는 용도별로 정말 많은 방향제를 팔고 있다. 판매대 옆을 지나가기만 해도 개봉되지 않은 제품에서 향기가 퍼져서 현기증이 날 정도다.

화장실이나 방에 스프레이 타입의 방향제를 두고 날마다 몇 번씩 분사하는 사람도 많다. 다만 예상대로 방향제에도 오비소겐이 함유되어 있다. 이미 앞에서 몇 번이나 등장한 플라스틱, 프탈레이트가 사용되고 있는 것이다. 방향제가 플라스틱보다 두려운 것은 분사될 때마다 공기와 섞여서 공기와 함께 프탈레이트를 들이마신다는 점이다. 게다가 향기를 오래가게 하기 위해 나노화, 즉 분자를 아주 작게 만들었으므로 세포에 더욱 쉽게 침투한다.

방의 냄새를 어떻게든 없애고 싶은 사람들은 이런 이유로 방향제를 사용하지만 그 결과 대사계 호르몬을 교란시켜서 비만을 초래하고, 스스로 자신의 건강을 크게 해치고 만다.

참고로 반려동물은 우리보다 몸이 작은 만큼 오비소겐의 해를 더 극적으로 받는다. 반려동물의 냄새를 해결하려고 방향제를 사용하는 사람은 냄새와 함께 반려동물의 건강까지 없애는 셈이다. 그러므로 방의 냄새를 방향제의 향기로 감추려고 하지 말자. 먼저 청소를 하고, 환기를 자주 하며, 공기청정기를 들여놓는 방법으로 대처하자.

균은 사라져도 피부로 독소가 침투하는 약용비누

감기 예방으로 살균소독제가 들어 있는 약용비누로 손을 닦고, 피부가 거칠어지는 것을 방지하려고 약용 세안 폼으로 얼굴을 씻는다. 얼핏 좋은 습관같이 생각되지만 균을 없애는 대신에 더욱 위험한 독소를 흡수한다면 주객이 전도되는 셈이다. 많은 제품에 방부제나 향료 등의 오비소겐이 들어 있기 때문이다. 비누나 세안제는 먼저 약용이나 항균을 주장하지 않는 제품을 고른다. 표시를 잘 보고 인공향료, 파라벤, 그리고 오비소겐으로 인정되지 않지만 유해물질인 로릴황산나트륨SLS, 인공색소, 트라이클로산 등이 들어가지 않은 것을 고르자. 천연 비누로 손가락 사이까지 확실히 씻으면 감기 예방은 충분하다.

40세 이상은 치아 충전재 아말감에 주의하라

양치질은 매일 매일 하는 일이며, 치아 충전재는 계속 치아에 메워져 있다. 그것만으로도 체내에 침입하는 오비소겐의 농도가 짙어진다. 먼저 치약은 트라이클로산, 불소, 로릴황산나트륨, 인공향료를 사용하지 않은 것을 고르자.

불소는 종종 효과적인 성분으로 소개되지만 계속 몸 안에 들어오면 골다공증에 걸릴 위험성을 높인다. 불소를 섭취하면 혈중 칼슘이 부족해지므로 부갑상샘이 뼈에서 칼슘을 빼내서 혈중 칼슘을 보충하려고 하기 때문이다. 또한 불소 과잉은 솔방울샘(머리의 가운데에 위치한 솔방울 모양의 내분비기관으로 멜라토닌을 생성하고 분비함), 췌장, 갑상샘의 기능도 저하시킨다. 이것은 전부 호르몬 분비를 담당하는 기관이다. 불소 과잉은 호르몬 분비를 교란시켜서 불면, 우울증, 당뇨병 등의 위험성도 높인다. 칫솔은 대개 플라스틱으로 만들어져 있지만, 브러시 부분이 대섬유나 돼지털로 되어 있는 것도 찾을 수 있다. 이런 제품을 구하기가 어렵다면 비스페놀A BPA나 폴리염화비닐PVC이 아닌 것을 확인하고 더 위험성이 낮은 폴리프로필렌이나 나일론을 고르자.

치아 충전재는 몸의 일부가 되어 매일 음식을 씹을 때마다 금속이 닳아서 감소한다. 앞에서 이미 수은이 사용된 아말감에 대해서는 설명한 바 있다. 40대 이상인 사람에게는 수은을 함유한 음식을 조심하기 전에 먼저 아말감을 제거하기를 권한다. 요즘은 아말감을 거의 사용하지 않지만 많이 쓰이는 팔라듐 합금palladium alloy도 좋다고는 할 수 없다. 팔라듐 합금은 금, 은, 팔라듐, 이리듐, 동, 인듐 등으로 구성된 합금이지만 이리듐은 알레르기를 일으킬 위험성이 있다.

이러한 금속 물질이 몸속으로 침투하게 되면 장 구조가 손상되기도 한다. 그래서 충전재를 넣은 당시에는 몸에 아무 이상이 없어도 장이 안 좋아지면서 서서히 만성 알레르기 반응이 일어난다. 가령 허리나 팔 등 치아에서 떨어져 있는 부위에서 두드러기가 일어나기도 한다.

충전재에는 수지도 자주 사용되는데 이것은 비스페놀, 즉 플라스틱이다. 플라스틱의 유해성은 이미 많이 이야기한 대로다. 그것이 치아에 메워지면 매일 음식을 씹으면서 닳아서 감소한다. 치과 재료 제조회사나 치과의사 학회에서는 수지인 비스페놀이 전신에 영향을 미치지 않는다고 발표했지만 환경의학회, 내분비계, 면역계 전문 의사는 주의를 환기하고 있다. 그래서 치아의 충전재로 추천하는 것이 올세라믹이다. 비용이 드는 치료이긴 하지만 역시 미래의 건강을 대신할 수는 없을 것이다. 그 외에 지르코니아라는 치과 재료도 안전하다. 심미적으로도 내구성에서도 의치나 충전제의 선택지로 추천한다.

입 냄새가 날 때는 구강 청결제의 향으로 감추기보다 근본적인 원인을 해결하는 편이 효과적이다. 먼저 구취의 원인으로 생각되는 충치나 치주염의 치료를 해보자. 평소에 치실을 사용해서 입안을 관리하는 일도 중요하다. 물론 치약이나 치실도 향료가 없는 제품을 고른다. 또한 위장장애, 소화불량, 장내 부패, 갑상샘 병이 구취로 이어지는 경우가 있다. 3장을 참고해서 위장을 안정시키는 식사를 계속해보자. 그것으로 위장이 개선된다면 자연히 입 냄새도 신경 쓰지 않게 될 것이다. 체취나 액취 같은 냄새도 인공향료로 가리려고 하지 말자. 땀샘은 유해성분을 흡수하기 쉬운 부분이기도 하다.

보이지 않는 전자파가 뇌도, 마음도 파괴한다

휴대전화로 오랫동안 통화한 뒤에 두통이 찾아온 경험은 없는가? 전자파는 자연계에도 존재하지만 눈에 보이지 않는 오비소겐이라고 할 수 있다. 요즘에는 전자파 그 자체보다 전자파를 내보내는 기기가 급증했기 때문에 자연에서 받는 것보다 훨씬 더 많은 양의 전자파를 받는다는 점이 문제다.

건물 안에서 매일 대량으로 전자파를 받는 동안 우리 몸에는 은밀하게 해로움이 퍼진다. 1995년부터 단 10년 만에 전자파의 발생량이 700만 배 증가했다는 연구 결과도 있다. 그때부터 10년 이상 경과한 오늘날에는 전부 다 측정할 수도 없을 것이다.

전자파는 강렬한 파동의 일종이기 때문에 머리가 계속 전자파에 노출되면 당연히 두통이 일어날 수밖에 없다. 직접 느껴지지 않는다고 해도 신경세포의 구조가 변형되고 세포가 죽는다. 전자파에 노출되면 뇌의 상태가 안 좋아지고 병에 걸리기 쉬워지는 것도 그 때문이다.

전자파를 내보내는 것은 다음과 같다.

→ 고주파 : 전자레인지, FM 라디오, 아날로그 텔레비전, 스마트폰, 와이파이, GPS, 블루투스, 전기자동차 등

→ 저주파 : IH 조리기구, 고압선, 변전소, 변압기, 조광 장치 스위치, 전기 코드, 전기장판, 전기스토브, 토스터, 전기 물침대 등

변전소나 고압선의 전자파는 창문이나 문, 벽, 마루에서 침투한다. 다만 전자파의 해로움에 대해서는 아직 데이터가 충분하지 않다. 전기 자동차나 IH(유도가열방식) 조리기구, 휴대전화 등 전자파를 내뿜는 기기가 보급된 지 얼마 되지 않았기 때문이다.

지금은 담배의 해로움이 잘 알려져 있지만 폐암과의 관련성을 담뱃갑에 표시하는 데에도 70년 남짓 걸렸다. 새로운 테크놀로지는 더욱 그러하다. 그 부산물이 일으키는 건강 피해에 대해서는 연구가 기술 진보를 따라가지 못하고 정보 공

개도 뒤떨어지는 경향이 있다. 하지만 전자파가 다양한 질병을 유발한다고 보여지는 증거는 계속해서 증가하고 있다.

구체적으로는 비만, 당뇨병, 식이장애, 치매, 두통, 이명, 불면, 암, 우울, 자폐증, ADHD(주의력 결핍 과잉 행동 장애), 자율신경 기능 이상 등이 전자파와 관련된다고 보고 있다. 실제로 라디오국에 근무하는 사람은 전자파의 영향을 끊임없이 받는 탓에 우울증의 유병률이 일반인보다 훨씬 높다는 연구 보고도 있다.

그 외에도 방송국에 근무하는 사람이나 물리치료사, 용접공 등은 직업상 전자파의 영향을 받기 쉽다. 쥐를 이용한 실험에서는 휴대전화를 매일 2시간 사용하면 뇌세포에 손상이 일어나고, 두 달 동안 계속 사용하면 뇌세포가 죽어서 뇌가 기능부전에 빠진다는 결과가 나타나기도 했다. 연구가 진행됨에 따라 전자파 때문에 일어나는 질병은 문명병으로 인지되어 갈 것이다.

전자파와 과식, 당질 중독의 의외의 관계

전자파가 어떠한 방식으로 체중에 영향을 미치는지 알아보자. 먼저 지적해야 할 것은 당의 대사 이상이다. 전자파가 체내에서 당 대사 기능을 떨어뜨리면 혈당치가 내려가지 않아 결국에는 당뇨병을 유발한다. 당뇨병에는 선천적인 인슐린 부족이 원인인 Ⅰ형과 후천적인 인슐린 저항성이 원인인 Ⅱ형이 있다. 전자파가 일으키는 당 대사 이상에 따른 당뇨병은 새로운 Ⅲ형 당뇨병이라고 하는 전문가도 있다.

또한 전자파는 먹거나 마시거나 만지는 것이 아닌데도 장에 직접적으로 손상을 준다. 장을 손상시켜서 장 누수leaky gut를 일으키고 오비소겐이 들어갈 입구를 점차 늘린다. 전자파가 발생되는 곳에서 매일 잠을 자면 수면 중에 장이 회복하지 못해서 장 누수가 개선되지 않는다.

게다가 전자파는 뇌내 신경전달물질의 균형을 무너뜨린다. 뇌에서 내리는 식욕의 지령이 이상해져서 과식을 하거나 멜라토닌, 세로토닌 등의 호르몬 분비를 저해하기도 한다.

멜라토닌은 수면의 질을 올려주는 역할을 하면서도 인슐린이나 렙틴에 작용해서 정상적인 대사 리듬을 조절하는 페이스메이커 역할을 한다. 그리고 항우울, 항불안 작용, 노화 방지 효과도 있다. 그런데 전자파에 의해 멜라토닌이 부족해지면 대사가 원활하게 이루어지지 않아서 비만이 진행되거나 조기 노화가 일어나기도 한다.

세로토닌은 행복 호르몬이라고도 불리지만 사실 지나치게 부족하면 당질 중독에 쉽게 빠진다. 밥이나 빵을 매우 좋아하고 달콤한 초콜릿을 먹기 시작하면 멈추지 못하는 사람은 전자파의 영향으로 당질 중독에 빠졌을 가능성이 있다.

베갯머리에 스마트폰을 두고 자면 살이 찐다

생전자파는 자연계에도 존재하지만 눈에 보이지 않는 오비소겐이라고 할 수 있다. 그렇지만 특히 많은 사람이 몸에 늘 지니고 다니는 스마트폰의 전자파에는 꼭 대책을 세워야 한다.

우선 스마트폰은 최대한 몸에서 떨어뜨려 둔다. 낮에는 양복 주머니가 아니라 가방 안에 넣어둔다. 요즘에는 전자파 가드 키홀더 등도 팔고 있는데 가방에 달아두면 더 좋을 것이다. 또한 전화할 때는 직접 귀에 대지 말고 스피커폰으로 통화하거나 이어폰을 사용하면 전자파의 영향을 줄일 수 있다.

자고 있는 동안에 받게 되는 전자파에도 대책을 세워야 한다. 수면 중에는 몸과 마음을 초기화하고 내일의 활력을 만

주의할 생필품

스마트폰의 전자파가 몸을 좀먹는다

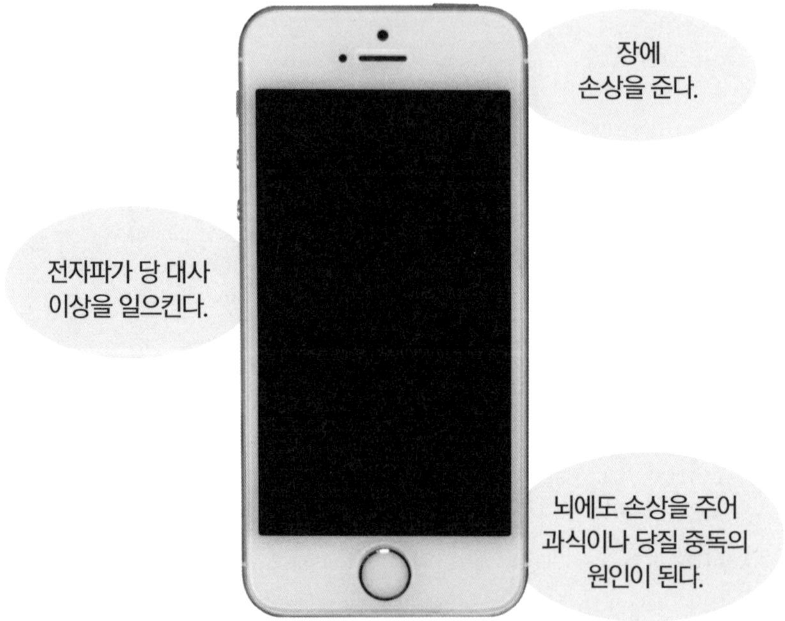

스마트폰(휴대전화)

오비소겐으로부터 몸을 지키는 요령

→ 스마트폰은 옷의 주머니가 아니라 가방 안에 넣는다.

→ 통화를 할 때는 스피커폰으로 말한다.

→ 잠잘 때 스마트폰을 베갯머리에 두지 않는다.

들 호르몬이 분비되기 때문이다. 예를 들어 알람을 설정한 휴대전화를 베갯머리에 두고 자면 아침에 몸이 개운하지 않거나 비만을 촉진하는 요인이 된다. 아침에 혈압이 높아지는 경우도 종종 볼 수 있다.

휴대전화는 침실 밖에서 충전하고 자명종 시계를 알람으로 사용하자. 휴대전화를 알람으로 사용해야 한다면 밤에는 기내 모드로 설정하자. 그 외에 전자파에 대처하기 위해 할 일을 포함해서 138~139쪽에 리스트로 정리했다. 이 리스트를 참고로 해서 바로 실천할 수 있을 만한 일부터 시작해 보자.

전자파에서 내 몸을 지키는 방법 

❶ 전자기기를 사용하지 않을 때는 가급적 콘센트를 빼둔다(특히 수면 시에).

❷ 머리에서 2미터 이내의 장소에 전자파가 발생하는 물건을 두지 않는다.

휴대전화, 스마트폰, 컴퓨터, 라디오, 텔레비전, 드라이어, 그 외 전기제품

❸ 전기 물침대를 사용하지 않는다.

전기가 흐르기 때문에 온몸에 전자파를 맞는다. 또한 물의 중량을 견디기 위해 침대 프레임이 금속으로 만들어지는 경우가 많아 전자파의 파장이 쉽게 발생한다.

❹ 침대 매트리스 내에 금속이 사용되지 않는 것을 고른다.

❺ 전기담요, 전기장판, 전기 난방기구 등을 사용하지 않는다.

❻ 블루투스를 사용하지 않는다.

컴퓨터 키보드와 마우스는 유선 제품을 사용한다.

❼ 접지용 매트나 시트 등을 사용한다.

❽ 야외의 자연을 맨손으로 만지거나 맨발로 밟아서 전자파를 방전한다.

예를 들어 공원 잔디밭을 맨발로 밟거나 모래사장을 맨발로 산책한다. 큰 나무를 맨손으로 만진다.

❾ 컴퓨터 등 전자파 제품의 사용 시간이 길어질 때는 접지 매트를 사용한다.

❿ 피라미드형 오르고나이트(금속과 수지가 같은 비율로 함유된 것)나 그 외의 전자파 차단 상품을 사용한다.

⑪ 스마트폰은 최대한 귀에 멀리 대서 사용하고, 가급적 스피커폰, 혹은 이어폰을 사용한다.

⑫ 스마트폰을 알람 대신 사용한다면 기내 모드로 설정한다.

⑬ 스마트폰을 가슴이나 허리에 있는 주머니에 넣지 않고 가방에 넣는다.

⑭ 컴퓨터 화면에서 최대한 떨어진다.

⑮ 무선 전화기가 아닌 유선 전화기를 사용한다.

⑯ 와이파이(WiFi) 라우터가 침실에 있는 경우 수면 시에는 전원을 끈다.

⑰ 벽에 설치된 배선이나 전기제품 근처에서 잠을 자지 않는다.

⑱ 잠을 잘 때에는 콘센트에서 머리가 2미터 이상 떨어진 곳에서 잔다. 혹은 플러그를 콘센트에서 빼둔다.

⑲ IH 방식이 아닌 가스를 사용하는 조리기구를 사용한다.

⑳ 타워 같은 전파탑은 전망대에 오르기보다 멀리에서 바라보는 것이 좋다.

전자레인지로 식품을 데우면 다이옥신이 발생한다

"쓰레기 소각장에는 다이옥신이 대량으로 발생하고 있다."

이런 이야기를 한 번쯤 들은 적이 있을 것이다. 애초에 다이옥신이란 염소를 포함한 플라스틱이 태워질 때 발생하는 물질이다. 플라스틱 이외에 염소계 농약이나 살충제도 다이옥신의 발생원이다.

예를 들어 염소계 폴리염화비닐PVC이나 폴리염화비닐리덴PVDC이라는 염소계 플라스틱이 800도 이하의 저온에서 불완전 연소되면 다이옥신이 발생한다. 쓰레기 문제가 공론화되자 다이옥신의 이름은 단숨에 퍼져서 그 후 쓰레기 분리수거나 소각 기술 자체가 향상되기도 했다.

지금은 다이옥신 문제가 한풀 꺾였다는 견해도 있지만 완전히 안심할 수 있는 상황은 아니다. 예를 들어 식품의 랩은 폴리염화비닐리덴으로 만들어졌다. 이 물질은 구조식에 확실히 두 가지 염소가 포함되어 있고 100도를 조금 넘기만 해도 융해하는 열에 약한 플라스틱이다. 즉 랩을 씌우고 전자레인지에 돌리기만 해도 다이옥신이 발생한다는 것이다. 동시에 융해한 플라스틱이 식품에 녹아내리고, 랩 제조 시에 사용된 화학물질인 프탈산도 동시에 섭취하게 된다.

폴리염화비닐이 아니라 폴리염화비닐리덴이므로 안전하다고 주장하는 기업도 있다. 그들은 뭐든 염소를 포함한 물질이 타면 다이옥신이 발생한다는 것을 모르는 것이 아닐까? 기업이 폴리염화비닐이 아니라는 것을 근거로 랩의 안전성을 강조했기 때문에 많은 소비자가 경계심을 지니지 않은 채 랩을 자주 사용했고, 자신이 비만이 되어 건강을 해칠 뿐 아니라 자손의 건강까지 위협하게 된다는 사실을 모르고 있다.

단순히 오비소겐이라고 확정된 데이터가 축적되지 않았을 뿐 무해하다는 기업의 주장에 대해서는 잘 생각해보아야 한다. 지금 우리가 해야 할 일은 새롭게 다이옥신을 발생시키고 다음 세대로 독성이 계승되는 유해한 쓰레기를 만들지 않는 일이다. 지구와 자손을 위해서라도 플라스틱 제품을 사용하는 횟수를 최대한 줄여가자.

참고로 염소를 포함하지 않는 플라스틱은 다이옥신을 발생시키지 않지만 다이옥신 발생 여부는 플라스틱의 안전성과는 관계가 없다. 다이옥신이 생기지 않아도 플라스틱은 전반적으로 유해하다고 생각하고 사용을 줄이도록 하자.

다이옥신뿐 아니라 다환 방향족 탄화수소PAH, 폴리염화바이페닐PCB도 우리 주변에 있는 오비소겐이다. PAH는 토양이 오염된 토지에서 자란 먹거리, 쓰레기 소각장, 담배에서 발생한다. 또한 동물성 식품이 탄 부위에서도 발생하므로 훈제 식품이나 바비큐 등이 탄 것은 가능한 한 먹지 않는 것도 PAH에 대처하는 일이다.

PAH 중에는 훈제 식품, 탄 것에서 발생하는 벤조피렌benzopyrene도 포함된다. 벤조피렌은 발암성 물질이며 오비소겐이다.

폴리염화바이페닐PCB은 열을 가해도 분해되지 않고 전기 절연성이 뛰어나기 때문에 변압기, 콘덴서 등 전기제품에 많이 사용되었다. 자연계에 방출될 경우 분해되지 않고 생물체 내에 농축되면 독성을 띠는 매우 유해한 물질이다.

PCB는 예전에 일본에서 발생한 가네미유 사건으로 널리 알려졌다. 1968년 가네미 사에서 제조한 폴리염화바이페닐이 혼입된 식용유를 먹은 사람들에게 피부 색소 침착과 손발

마비, 암, 간 기능 장애 등의 피해가 일어났기 때문이다. 원인은 당시 가네미가 식용유를 제조할 때 가열 매체로 PCB를 사용했는데, 가열 파이프가 부식되어 PCB가 식용유 속으로 흘러들어간 것이었다. 이 사건을 계기로 일본 정부는 1970년에 PCB의 사용을 금지했다(한국도 그 동안 전량 수입에 의존한 PCB를 전기제품 등에 사용해왔으나, 1983년부터 사용하지 않고 있다.). PCB는 POPs로 지정되어 있다.

앞서 설명한 대로 POPs란 스톡홀름 조약에서 장거리 이동성, 장시간 잔류성의 요소가 있는 오염물질로 지정한 것이다. 즉 PCB는 1970년부터 사용이 금지되었지만 지금도 전 세계에 잔류하고 있는 것이다.

산업 폐기물을 대량으로 내보내던 공장 철거 부지와 연구소 철거 부지, 그 인근의 농산물, 수질 및 토양오염은 세월이 경과해도 조건이 바뀌지 않는다.

중국의 황사도 사실은 오비소겐이다

최근 들어 중국 쪽에서 황사가 날아온다는 일기예보를 접하는 일이 더욱 많아졌다. 그래서 알려지게 된 미세먼지 pm2.5도 오비소겐이라고 판명하고 있다. 지름 2.5마이크로미터라서 이렇게 이름 붙은, 아주 작은 크기의 물질이다.

담배나 승용차의 배기가스에 포함된 벤조피렌도 pm2.5에 섞여 있다. 벤조피렌은 본디 발암 물질로 알려졌지만 지방세포의 유전자에도 작용하므로 오비소겐이기도 하다.

pm2.5는 미분자 크기이므로 사람의 호흡기 계통, 입과 코의 점막으로 혈중에 침투한다. 그러면 혈관 내측의 세포에 기능부전이 일어나고 동맥경화가 진행된다. 혈액이 끈적끈적해져서 혈액 순환이 저하되면 전신에 산소가 골고루 퍼지기 어려워진다.

동맥경화라고 하면 동물성 지방을 많이 먹어서 생긴다는 이미지가 강하지만 입과 코에서 들이마시는 대기 중의 오비소겐으로도 촉진된다.

실제로 대기오염이 혈액순환 장애를 일으키고 순환기 질환의 발생 위험성을 높인다는 연구 보고가 있다. 또한 태아기와 유아기에 대기오염을 겪으면 훗날 순환 대사 계통의 병에 걸릴 위험성이 올라간다는 연구 결과도 있다. 다른 연구에서는 대기오염과 인슐린 저항성(인슐린이 듣지 않게 되는 일)이나 당뇨병의 상관성도 지적되고 있다.

반면에 공기청정기를 사용하면 혈액순환이 개선된다는 보고도 있다. 이렇듯 대기오염이 일으키는 건강 장애는 예상하기 쉬운 폐나 호흡기의 질병만이 아니라 장래의 비만 위험성도 높인다.

해독의 포인트는 장내 환경을 좋게 하는 것이다. 오비소겐의 해로움은
장에서 온몸으로 영향을 준다. 장을 건강하게 만들어서
독소가 들어올 수 없는 몸, 제대로 해독할 수 있는 몸을 만들어야 한다.
장이 건강해지면 젊음도, 건강도 저절로 손에 들어온다.

3장

장을 깨끗이 하면 몸의 독소가 빠져나간다

해독의 원리

오비소겐에 대비하는 일은 장을 바로잡는 것부터 시작한다

위생 환경이 비교적 좋은 곳에서 살고 있는 사람들은 자신이 오염되었다고 생각해본 적이 없을 것이다. 하지만 누구나 안심할 수 없다. 미국의 연구에서는 갓 태어난 아기의 탯줄에서 200종이나 되는 유해물질이 대량으로 검출되었다는 보고가 있다.

이동 수단과 유통 수단이 발전한 현대에는 당연히 우리가 사는 곳에 독소가 대량으로 침투할 수 있다. 우리 주변에도 환경오염이 있고, 축산이나 생선의 양식, 농업에서 아직 많은 호르몬제, 항생물질, 농약과 화학비료가 사용되고 있다. 플라스틱이나 유해 중금속을 사용한 생필품도 넘쳐나고 있다.

하지만 내가 사용할 물건을 고르는 방법을 알고 있으면 오비소겐의 해로움에 대비할 수 있다. 오비소겐을 피하기 위해서, 오비소겐을 해독할 수 있는 몸이 되기 위해서 이제부터 장에 관해 제대로 이해해두기 바란다.

오비소겐에 대처하려면 소화기관도 함께 생각할 필요가 있다. 특히 토양오염이나 플라스틱 조리기구 등 식품에서 유래한 오비소겐은 장의 점막에서 체내로 침투하기 때문이다. 장의 본래 기능은 음식물을 소화 흡수하는 일이다. 그리고 몸에 필요한 영양소를 선택적으로 몸에 받아들인다.

앞에서도 이야기했듯이 장 점막에는 밀착연접이라는 관문이 있다. 밀착연접은 영양을 흡수할 때는 문을 열고, 오비소겐 등의 유해물질이나 소화되지 않은 음식물에 대해서는 문을 열지 않는다. 건강한 장은 몸에 불필요한 것을 받아들이지 않아서 몸을 지킨다.

그런데 장이 건강하지 않은 경우, 예를 들어 장의 구조가 약해지거나 장에 염증이 생기면 밀착연접이 손상된다. 이렇게 되면 장 점막의 관문에 틈이 생겨서 오비소겐과 그 외의 유해물질이 몸에 들어간다. 그것을 장 주변에 풍부하게 있는 혈관이 기다리고 있다. 밀착연접을 빠져나온 오비소겐은 혈관으로 들어가서 혈액순환을 통해 온몸을 돌아다닌다.

밀착연접을 손상시키는 원인은 다양하다. 과민성 대장 증후군이나 크론병에 의한 장 염증도 한 원인이지만 가까이에 있어도 의외로 모르는 것이 폭음이나 폭식, 장내 부패, 정제 당분, 지방 과다 등의 식생활, 불면, 약제 그리고 오비소겐이다. 인공감미료나 향료 등의 식품첨가물, 유전자 조작 농산물, 플라스틱, 유해중금속, 잔류 농약 등 앞서 언급한 오비소겐을 떠올려보자.

이런 것들이 흘러들어오면 밀착연접이 손상되어 그 부위에서 오비소겐 등의 유해물질이 더욱 파고 들어온다. 장에서 몸으로 유해물질이 새는 이미지를 떠올리면 된다. 이것은 장누수 증후군leaky gut syndrome이라고 불리는 병적인 상태다. 이렇게 오비소겐을 두 팔 벌려 환영하는 상태가 되지 않으려면 장의 건강이 중요하다.

독소가 장에서 새는 장 누수란?

건강한 장

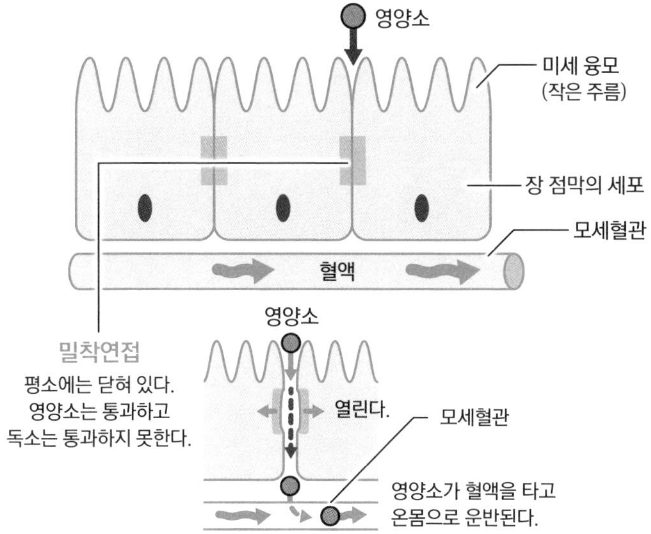

장의 구조가 손상되면 장 누수가 발생한다!

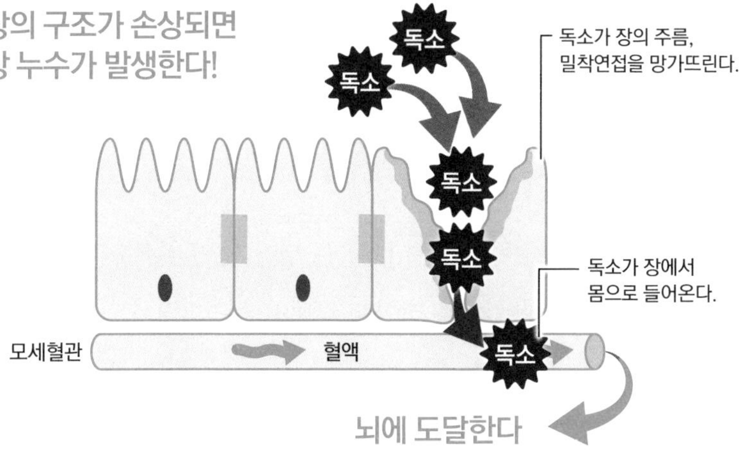

장이 건강해지면 젊음도, 건강도 스스로 찾아온다

장이 건강해지면 세 가지 이점이 있다. 하나는 장 누수가 개선되어 독소의 침입구가 차단된다는 점이다. 오비소겐을 먹지 않겠다고 의식하는 일도 중요하지만 여기에는 당연히 한계가 있다. 하지만 장을 건강하게 하면 오비소겐이 체내로 들어오는 루트를 끊을 수 있다. 그러면 자연히 살이 빠지는 체질이 된다. 지방 세포의 유전자가 망가지지 않고, 지방의 운명이 바뀌지 않아서 미토콘드리아의 당 대사, 지방질 대사가 정상화된다.

또 하나는 해독력이 좋아진다는 점이다. 면역 세포의 60퍼센트가 집중되어 있는 장이 건강해지면 면역력이 올라가기 때문이다. 해독에는 미토콘드리아가 만들어내는 에너지가

독소가 뇌를 망가뜨리는 리키 브레인(새는 뇌)이란?

건강한 뇌의 혈액뇌관문

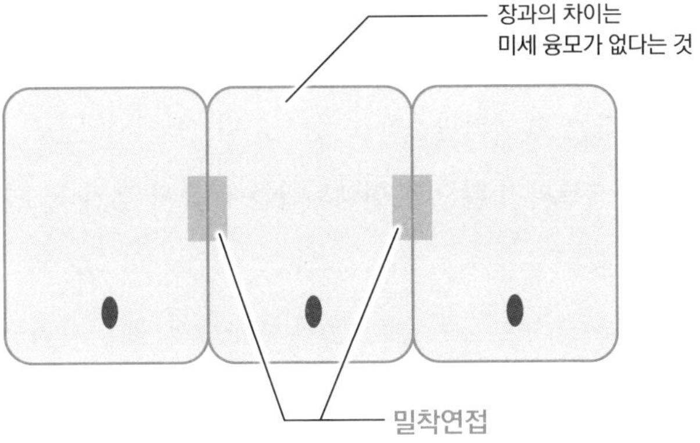

독소가 뇌에 도달하면

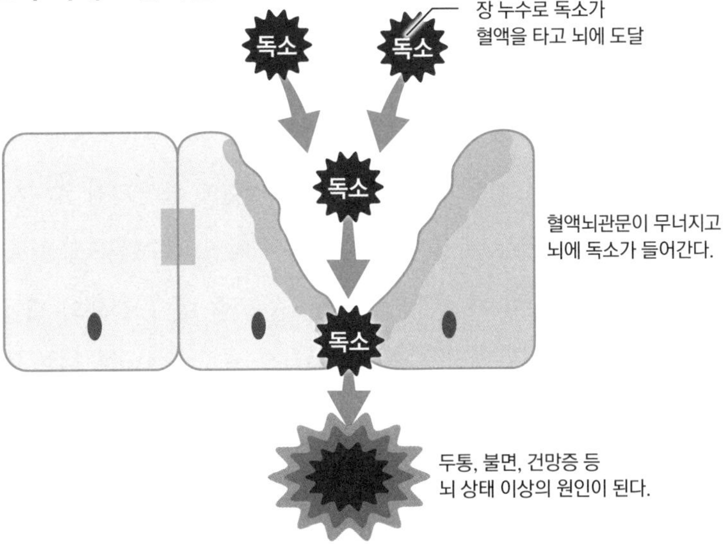

꼭 필요하다. 독소의 침입구가 막혀서 미토콘드리아의 작용이 정상화되는 일로도 해독력이 높아진다.

마지막 하나는 뇌가 보호된다는 점이다. 장 누수가 진행되어 체내에 독소가 쉽게 들어오면 뇌에도 악영향이 미친다. 독소가 장에서 혈액을 타고 온몸을 돌아 뇌에 도달해서 뇌를 보호하는 혈액뇌관문을 손상시킨다. 혈액뇌관문의 손상이 제때 회복되지 않으면 혈액뇌관문에 틈이 생겨 독소가 쉽게 침투한다.

이를 장 누수 leaky gut(새는 장)와 대조해서 새는 뇌 leaky brain(리키 브레인)라고 부른다. 이렇게 되면 뇌의 신경전달물질에 지장이 생기고 우울증, 불면, 치매 등 뇌에 이상 증세가 생기거나 병에 걸릴 수 있다. 장의 밀착연접과 뇌의 혈액뇌관문은 거의 구조가 같다. 모두 독소에 대한 보루 역할을 하고 있는 것이다.

장이 건강해지면 뇌에 생기는 이상 증세나 병을 막을 수 있다. 장과 뇌를 굳게 보호하면 식이행동을 결정하는 세로토닌의 작용이 정상화되고 과식이나 당질에 중독되지 않아서 살이 찌지 않는 체질이 된다. 게다가 양질의 수면을 얻을 수 있으므로 매일 아침 상쾌하게 눈을 뜰 수 있다. 젊음의 샘인 성장 호르몬은 수면 중에 분비되므로 양질의 수면은 매우 중요하다.

해독 포인트 :
장내 환경을 좋게 하라

입에서 항문까지 이어진 소화관은 단순히 음식물이 통과하는 관이 아니다. 외부 세계와 체내를 연결하는 접촉구이며 복잡하고도 다양한 역할을 수행하고 있다. 그 가능성의 크기를 생각하면 장은 체내에 있는 소우주라고 할 수도 있다.

그런데 잦은 음주, 입 냄새, 잦은 트림, 속 쓰림, 위 처짐, 역류성 식도염, 잦은 제산제 복용 등에 해당하는 항목이 있다면 소장에 문제가 일어났을 수 있다. 대장의 중요성은 어느 정도 알고 있어도 소장에 관해서는 잘 모르는 사람이 많다.

소장은 주로 소화 흡수를 하는 장소이므로 변을 모으는 대장보다 장 내부가 깨끗하다. 장내 세균의 숫자도 대장의 몇만 분의 1로 적다. 이렇게 비교적 깨끗한 소장 내에 과다하게 세균이 증식한 병적인 상태를 소장세균 과다 증식증SIBO라고 한다.

SIBO는 복통, 설사, 트림 등 복부의 증상뿐 아니라 만성피로, 류머티즘, 두통 등 온몸의 상태 이상으로 발전할 수 있다. 지금 언급한 증상들은 SIBO가 최근 늘어나고 있음에도 간과되는 경향이 있고, 그대로 두면 독소가 체내에 계속 침투해서 장 누수를 가속하기 때문이다.

SIBO의 최대 원인은 밀가루와 정제 당분의 과식이다. 소화되기 어려운 당질이 소장 내에서 균의 먹이가 된 결과 일어난다. 그 외에는 장의 움직임이 둔화되거나 갑상샘 저하증, 파킨슨병이나 당뇨병 등도 원인이 된다.

대장은 100~1,000조 개나 되는 장내세균이 공생하고, 협동하는 기능적인 장기다. 유익균인 비피더스균이나 유산균이 소화나 면역의 유지, 비타민과 아미노산의 생산을 돕거나 장내의 PH를 유지해서 장 점막을 지킨다. 유익균이 충분히 존재하면 유해균이 해로움을 끼치는 일은 없다. 유익균이 우세하게 유지된 상태가 장내 세균의 균형이 양호한 장내 환경이라고 할 수 있다.

그런데 유해균이 우세해지면 유해균이 생산하는 노폐물이나 대사산물, 유해한 가스가 장내에 퍼진다. 이 상태를 장내 부패라고 한다. 장내 부패는 변비, 설사, 악취 가스, 복부 팽만 등의 증상이 나타난다. 게다가 역류성 식도염, 대장암의 위험성을 증가시키고, 과민성 대장 증후군, 크론병, 혈변의 원인이 되거나 복통, 만성피로, 고혈압을 초래하기도 한다.

장내 부패는 앞서 설명한 장 누수로도 이어진다. 그래서 장을 건강하게 하려면 장내 환경을 양호하게 유지하는 일도 중요하다. 장내 세균 균형을 좌우하는 결정적인 요인은 식사다. 소장의 건강도 식사에 좌우된다. 즉 식사를 바꾸면 장을 통해 살찌지 않는 체질과 건강한 몸을 만들어갈 수 있다. 살찌기 어려운 몸 만들기를 목표로 한다면 SIBO와 장내 부패 둘 다 막는 것이 필수다.

이럴 때는 체내에 곰팡이가 자라고 있다

목욕탕에 곰팡이가 생기는 것처럼 몸 안에 곰팡이가 생기기도 한다. 체내에 증식한 곰팡이는 의외로 간과하기 쉽지만 비만은 물론 온갖 몸 상태 이상의 원인이 된다. 곰팡이에 감염되면 면역력이 뚝 떨어지기 때문이다. 면역력이 떨어져서 외적에 대항하는 저항력이 약해지면 점차 곰팡이가 증식하고, 만성 곰팡이 감염 상태가 되어 여기에서도 악순환이 일어난다.

또한 곰팡이와 함께 노폐물도 지나칠 수 없다. 곰팡이는 생물이므로 생존하면서 배설물을 생성한다. 이 배설물은 유기화합물이며 내분비를 교란한다. 이것이 사실은 에스트로겐이라는 중요한 호르몬을 교란시키는 오비소겐이다. 혹시 자주 속이 쓰리거나 아랫배가 나왔거나 입 냄새가 심하지 않은가? 짚이는 것이 있다면 곰팡이 증식을 의심해보기 바란다. 이번 항목의 마지막에 체내의 곰팡이 발생이 의심되는 증상 리스트를 소개해두었으니 체크해보자.

화학물질은 매우 유해하지만 체내에서 증가하는 일은 없다. 하지만 생물인 곰팡이는 살기 편한 환경이 있으면 점점 증식한다. 그런 의미에서는 곰팡이가 화학물질보다 악질이라고 말할 수 있다.

게다가 곰팡이가 좋아하는 환경은 따뜻하고 습하고 영양이 가득한 장소, 우리의 체내 환경과 딱 일치한다. 체내에 곰팡이가 널리 퍼지지 않게 하려면 일단 곰팡이의 싹이 돋아나지 않도록 하는 일밖에 없다. 그런데 모르는 사이에 거실 내의 곰팡이 균을 들이마시는 경우가 의외로 많다. 예를 들어 에어컨 청소를 몇 년이나 하지 않았을 때나 겨울에 가습기를 꼬박꼬박 트는 경우, 습기 있는 장소에 책장을 두거나 카펫이 깔린 방에서 지내는 사람은 모두 주의해야 한다.

에어컨 내부를 가능한 한 청결하게 유지하려면 청소하는 일이 최선이다. 곰팡이가 가장 좋아하는 생육환경을 확실히 배제하려면 전문업체에게 요청해서 분해한 후 청소하거나 고압 세척으로 대처하자. 가습기는 코나 목을 촉촉하게 해주는 동시에 책장과 카펫을 곰팡이가 살기 좋은 환경으로 바꾼다. 또한 카펫에 주스나 술을 흘린 다음에 확실히 청소하지 않으면 그곳에 곰팡이가 자란다.

이렇게 곰팡이가 가득한 환경에서 생활하는 사람은 공기와 함께 곰팡이의 포자까지 들이마신다고 볼 수 있다. 공기를 통해 체내에 들어가서 뿌리를 박은 곰팡이 균은 몸에 들어오는 음식을 먹이로 해서 증식한다. 특히 곰팡이가 좋아하는 것은 자신들의 동료인 효모균처럼 균을 포함한 음식이다. 대표적인 것은 낫토, 치즈, 요구르트, 식초 등의 발효식품이나 와인, 맥주, 정종 등 제조한 뒤에 균이 남아 있는 양조주, 거기에 균류인 버섯, 반죽을 발효시켜 구운 빵도 포함된다.

또한 장내 곰팡이의 먹이가 되는 당질과 소화하기 어려운 음식도 장내 곰팡이의 증식을 가속화한다. 먼저 언급한 알코올은 당질이기도 하므로 이중의 의미로 피해야 한다. 대표적으로 소화하기 어려운 음식은 육류 등의 동물성 지방, 밀에 포함된 글루텐, 가공식품이다. 이것은 위장에 부담을 주고 장누수를 일으킨다. 소화되지 않은 음식물 쓰레기 상태의 식품은 곰팡이에 알맞은 먹이가 된다.

그런데 지금 언급한 식품 중에는 몸에 좋다고 여겨지는 식품도 포함되어 있어서 놀란 사람도 있을 것이다. 낫토는 양질의 단백질과 혈액을 맑게 하는 나토키나아제Nattokinase라는 성분도 풍부하다. 식초는 몸을 해독하기 쉬운 약알칼리성으로 만들어주거나 미토콘드리아의 대사를 돕고 피로를 풀어주는 이점이 있다. 곰팡이의 영향이 없으면 전부 적극적으로 섭취하기를 권하는 식품이다.

곰팡이 탓에 본래는 건강에 좋은 식품조차 피해야 하는 것이다. 곰팡이는 이처럼 우리 생각보다 훨씬 가까이에 존재한다. 앞서 말한 에어컨 내부나 카펫보다 체내, 특히 장내는 곰팡이 번식에 안성맞춤인 환경이기 때문이다.

몸속에 곰팡이가 자라지 않게 하려면 곰팡이 발생원을 끊고 곰팡이가 좋아하는 먹이를 주지 않으며 뱃속에 음식물 찌꺼기를 방치하지 않아야 한다. 따라서 지금 살고 있는 주거 환경에서 최대한 곰팡이를 제거하고 이미 곰팡이의 영향이 의심되는 사람은 먼저 언급한 식품을 가급적 피하자.

다음 쪽에 소개하는 체크리스트 항목 중 반 이상이 해당하는 사람은 이미 곰팡이의 영향이 상당히 크다고 볼 수 있다. 그 경우엔 의료 기관의 도움을 받는 것도 생각해보자.

이런 증상이 있다면 곰팡이를 의심하자

☐ 최근 1년 사이에 며칠 이상 항생물질을 먹은 적이 있다.

☐ 성기에 가려움이 있다. 칸디다증(진균의 일종인 칸디다에 의해 걸리는 감염 질환)에 걸린 적이 있거나 요로감염(배뇨통, 방광염, 화장실에 자주 감, 방광염 등)을 반복한 적이 있다.

☐ 미열이 지속되거나 원인불명의 열이 가끔 난다.

☐ 월경 전에 컨디션이 좋지 않다거나 생리통, 자궁내막증, 생리불순, 성욕 저하 중 어느 하나에 해당한다.

☐ 탄수화물(빵, 쌀, 면류, 과자 등)을 자주 먹는다. 또는 알코올을 자주 섭취한다.

☐ 담배, 향수, 세제, 살충제, 배기가스, 그 외 화학물질의 냄새를 맡으면 기분이 나빠진다.

☐ 기억력 저하, 집중력 산만, 머리에 안개가 낀 느낌, 두통이나 현기증이 있다.

☐ 스테로이드 성분이 들어 있는 약이나 경구 피임약을 먹은 적이 있다.

☐ 특정 식사로 인해 몸 상태가 나빠진 적이 있다.

☐ 변비, 설사, 복통, 속 쓰림, 식후 권태감이 있다.

- □ 식후에 졸음이 온다.
- □ 가려움, 붉어짐, 발진 등 어떤 피부 증상이 있다.
- □ 만성적인 관절 통증, 근육통, 림프 부기가 있다.
- □ 천식이 있거나 알레르기 체질로, 꽃가루 알레르기나 추울 때 생기는 한랭 두드러기가 있다.

→ 이 체크리스트 항목 중 반 이상 해당하는 사람은 주의할 것!

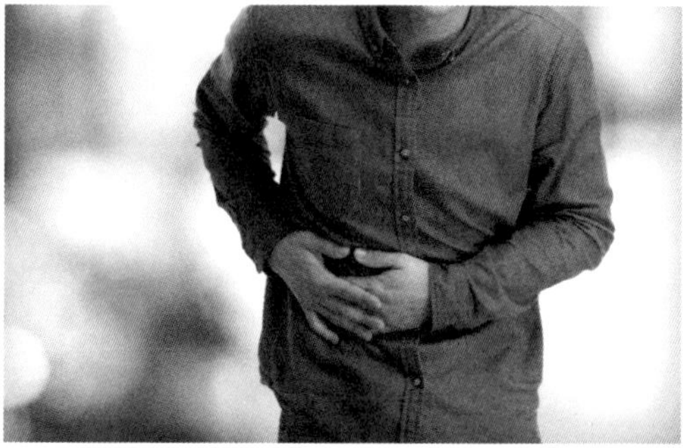

장을 깨끗이 하는 가장 간단한 방법

먹으면서 살이 찌지 않는 가장 중요한 요소는 장이라고 해도 과언이 아니다. 장이 건강하지 않으면 장 점막의 상태가 안 좋아져서 몸의 장벽 기능이 손상된다. 그러면 오비소겐의 체내 침입을 허용하게 되고 오비소겐이 대사계 호르몬을 교란시켜 비만을 초래한다.

장이 확실히 장벽 기능을 유지하고 있으면 비만을 초래하는 연쇄 반응은 일어나기 어려울 것이다. 또한 정서상태의 조절이나 식이행동을 담당하는 세로토닌처럼 90퍼센트가 장에서 만들어지는 신경전달물질도 있다.

내 클리닉에 오는 사람은 비만뿐 아니라 만성적인 이상 증세나 다양하고 무거운 증상을 안고 있다. 이때 아무리 위장과 관계없어 보이는 증상이라도 먼저 장의 건강을 되돌리는 일부터 시작한다. 몸에서 60퍼센트 정도의 면역력을 담당하고 있는 장을 건강하게 하면 적어도 60퍼센트의 면역력, 저항력은 확보할 수 있기 때문이다. 게다가 정서상태, 스트레스, 식이행동에 영향을 미치는 신경전달물질은 장이 건강해야 올바르게 작용한다.

다른 장기와 달리 장의 상태는 음식을 바꾸는 일, 즉 내 의지로 바꿀 수 있다. 주의해야 할 핵심만 알면 누구나 스스로 대응할 수 있는 것도 커다란 이점이다.

여기에서 소화하기 어려운 음식이 어떻게 장에 영향을 주는지 살펴보자. 유제품이나 살코기, 밀가루 종류를 떠올리기 바란다. 이런 식품의 공통점은 소화하기 어렵고 장에 부담을 준다는 것이다.

특히 빨리 먹기, 음주, 지속적인 수면 부족, 그리고 스테이크와 빵, 와인과 치즈처럼 조합해서 먹으면 위장에 한층 더 손상을 준다. 식사가 소화되지 않은 채 소화관 내에서 발효, 부패해서 소장 세균 증식증이 생기거나 대장 내에서 장내 부패로 발전한다. 비유하자면 이것은 장내에 음식물 쓰레기가 쌓여 있는 것이다. 그것이 수분을 흡수해서 부풀어 올라 균이 이상 발효하면 대장 내에 곰팡이 균이나 부패한 가스가

꽉 찬 장내 부패가 발생한다.

문제는 장내에 그치지 않는다. 소화 흡수를 담당하는 기관은 위장이지만 최종적으로는 세포 내에 있는 미토콘드리아가 처리한다. 음식은 위장에서 순서대로 지방질, 아미노산, 포도당으로 소화되어 각각 미토콘드리아로 들어간다. 미토콘드리아는 이것과 산소를 이용해서 에너지를 만든다.

이 사이클이 항상 원활하게 이루어지면 좋겠지만 고기나 밀가루를 자주 먹는 사람에게는 문제가 발생한다. 탄수화물, 지방, 단백질 중에 위장에서 가장 소화하기 어려운 것은 단백질이다. 단백질 과잉으로 쌓인 질소가 장내에 가득 차서 부패 가스의 원인이 된다. 그러면 골반 내의 호르몬(특히 부신)이 손상되어 장내 면역이 저하되고, 장에서 미토콘드리아로 영양소를 주고받지 못하게 된다.

미토콘드리아는 앞의 3종의 영양소와 산소가 균형 있게 채워져야 효율적으로 에너지를 만들 수 있는 구조로 되어 있다. 따라서 단백질이 많이 함유된 음식, 즉 고기를 지나치게 먹으면 위장뿐 아니라 미토콘드리아의 작용에도 지장이 생긴다.

다만 고기에는 몸의 해독 기능에 빠질 수 없는 영양소도 포함되어 있다. 소화불량을 일으키는 섭취 방법이 아니라면 가끔은 먹어도 좋다.

고기는 적정량을 잘 씹어서 먹는다. 잘 씹으면 위장에 "지금부터 음식이 들어갑니다."라는 메시지를 보낼 수 있다. 이렇게 스탠바이 상태를 만들면 고기를 일주일에 한두 번 정도 먹어도 될 것이다.

위장을 위해 적극적으로 먹어야 할 것은 우선 식이섬유다. 채소를 많이 먹을수록 위장은 활발하게 움직이고 소화 흡수가 원활해진다. 위장의 사이클이 빙글빙글 빠르게 돌고 있으면 다음에 음식이 들어갔을 때도 충분한 소화 효소를 신속하게 준비할 수 있다.

채소를 먹고 식이섬유를 먹을수록 '음식이 들어오면 효율적으로 소화 흡수한다'라는 선순환이 생긴다. 그러면 음식물 쓰레기가 장내에 쌓이는 일도, 세균이 이상 발효하는 일도 막을 수 있다. 또한 유산균, 비피더스균 등의 장에 좋은 세균을 준비하는 일도 소화를 돕는 데에 중요하다. 예를 들어 독일에서는 소시지나 돼지고기 덩어리에 대량의 사워크라우트(양배추 발효식품)를 곁들여 먹는다.

사워크라우트는 식물성 유산균이 풍부한데다가 양배추의 식이섬유도 함께 듬뿍 먹을 수 있으므로 속을 더부룩하지 않게 해주는 훌륭한 조합이다. 여기에 비타민D_3까지 섭취한다면 더욱 좋을 것이다. 정어리, 자연산 연어, 간유를 먹고 햇볕을 자주 받으면 비타민D_3의 생성을 돕는다. 비타민D_3는 칼슘 흡수를 돕고 뼈 대사를 정상화할 뿐 아니라 장 점막을 건강하게 하고 장내 면역을 정상화해준다. 우울증이나 암의 예방, 다이어트를 도와주는 효과도 있다.

이것은 장을 통해 독소가 침입하는 일을 막으면서 해독 전반에 관여하는 장의 힘을 끌어올리는 데에 도움이 된다.

많은 사람이 우유, 요구르트가 맞지 않는다

우유와 요구르트도 가급적 멀리하는 편이 나은 대표적인 식품이다. 그 이유는 세 가지인데 전부 단순한 이유다.

첫째는 우유도 고기와 비슷할 정도로 미토콘드리아에 부담이 되는 단백질(카세인)의 함유량이 많기 때문이다. 게다가 우유는 씹지 않고 삼키기 때문에 위장이 미처 준비하기도 전에 흘러 들어간다. 둘째는 동양인의 약 10명 중 8명은 우유에 포함된 유당을 소화하지 못하는 체질이기 때문이다.

그렇다면 발효한 요구르트는 어떨까? 요구르트는 제조 과정에서 락타아제lactase라는 유당 분해 효소가 사라진다. 요구르트에 많다고 하는 유산균은 대량 생산되어 진열대에서 판매하는 상품에서는 검출되지 않는 경우도 많다. 또한 요구르트에는 인공감미료의 위험성도 존재한다.

흔히 요구르트를 마시고 배변이 좋아졌다고 하지만 만약 화장실에 가는 횟수가 증가했다면 소화되지 않은 채 빠져 나오는 것인지도 모른다. 즉 우유든 요구르트든 카세인이나 유당이나 유청을 공통 성분으로 하는 이상 우리 몸에서 소화되기 어렵다는 것이다. 최소 단위까지 소화되지 않은 물질이 장내로 계속 들어오면 예민한 장의 벽은 당연히 손상을 받는다. 앞서 언급한 장 누수 증후군은 유제품에 의해서도 촉진된다.

그리고 셋째는 유지방에 포함된 오비소겐이다. 호르몬제나 항생물질을 대량 주입해서 키운 젖소는 당연히 그 우유의 지방 성분에도 오비소겐이 잔류한다. 최근에는 화학물질을 일절 사용하지 않고 풀을 먹여 자연적인 환경에서 키우는 소의 유제품도 있으므로 선택할 때 고려해볼 수 있다. 특히 버터를 추천한다.

같은 유제품이라도 양질의 버터 이외에는 먹지 않는 편이 낫다. 우유에는 칼슘이 풍부하다는 사고방식이 아직 뿌리 깊게 자리 잡고 있지만 이것도 최근에는 찬성과 반대 의견이 대립하고 있다.

확실히 성분표 상에서 우유의 칼슘 함유량은 우수하다. 다만 문제는 실제로 몸에 들어온 뒤 칼슘이 정말로 몸에 흡수되는지를 봐야 한다. 사실은 우유에 풍부한 단백질이 칼슘의 흡수를 저해한다. 그 외에 우유에 포함된 비타민, 효소도 유통 전에 고온 살균되면 대부분이 소실된다.

본래 함유되어 있던 영양은 중간에 사라지거나 몸에 잘 흡수되지 않고, 소화 흡수가 나쁜 단백질이나 유당이 포함되며, 덤으로 오비소겐의 위험성도 높다. 이것이 우리가 평소 흔히 먹고 마시고 있는 유제품이라는 식품이다.

애초에 뼈 건강에는 칼슘만으로는 불충분하다. 뼈의 건강에 필요한 영양소는 칼슘만이 아니라 비타민D_3과 마그네슘 등의 미네랄이다.

게다가 유제품은 산성 식품이다. 즉 유제품의 칼슘이 뼈를 강하게 한다는 것은 환상이다. 뼈를 튼튼하게 하기 위해서는 비타민, 미네랄이 풍부한 녹황색 채소나 뿌리채소, 해조류가 훨씬 효과적이다.

하루 한 잔 식초를 마시면 해독력이 올라간다

가장 해독을 잘하는 몸의 PH의 상태는 약알칼리성이다.

"오비소겐을 피하면서 쉽게 해독하는 몸을 만든다."

"고기는 적당한 양으로 억제하고 식이섬유를 듬뿍 섭취한다."

이것만으로도 몸은 독소를 제거하는 약알칼리성으로 안정되어 가지만, 여기에 더하여 알칼리성 음식을 섭취하는 것도 추천한다. 예를 들어 식초를 마시는 일은 디톡스 라이프에 적합한 건강 습관이다. 식초 중에서도 조미료를 넣지 않은 과일식초, 그중에서도 사과식초 같이 가벼운 식초라면 마시기 쉬울 것이다. 흑초 등의 숙성기간이 긴 발효식초라면 양질의 아미노산이 풍부하므로 영양면도 포함해서 일거양득이다.

슈퍼에서도 과일 식초는 찾아볼 수 있지만 좋은 제품을 고르려면 전문가가 만든 식초를 찾아보는 것도 좋다. 석류 식초 등 단맛을 내기 위해 액상과당을 첨가한 것도 있다. 성분표를 확인하고 원재료가 간단한 것을 고르자.

레몬물이나 구연산도 식초와 마찬가지로 몸을 약알칼리성으로 해주므로 물에 소량을 녹여서 마시면 좋다. 약알칼리성의 체내 환경은 독소를 잡아서 몸 밖으로 내보내는 해독 과정을 완료시키는 데에 꼭 필요한 조건이다. 하루 한 잔 식초 드링크를 마시거나 레몬물이나 구연산물을 마신다. 이런 간단한 일이라도 몸의 해독력을 끌어올릴 수 있다.

다만 체내의 곰팡이 감염이 의심되는 경우는 사과 식초 이외의 식초는 피하는 편이 낫다. 식초는 발효식품, 즉 곰팡이가 좋아하는 성분이므로 체내의 곰팡이 증식을 도와줄 위험이 있기 때문이다.

곰팡이 감염 증상은 그리 쉽게 개선되지 않는다. 앞의 162~163쪽에서 소개하고 있는 체크리스트를 확인해보고 해당하는 항목이 많은 사람은 전문 의료 기관에서 진료를 받아보기를 권한다.

더 먹고 싶다는 생각을 버리는 법

지나치게 많이 먹으면 뚱뚱해진다. 잘 알고 있는데도 과식을 멈출 수가 없다. 이것은 심인성 과식이다. 바꿔 말하자면 몸이 음식 또는 영양을 원하지 않는데 스트레스에 대응하기 위해 음식을 탐하는 것이다. 스트레스에는 자각할 수 있는 것도 있고, 자각하지 못하는 것도 있다. 수면 부족도 스트레스의 한 원인이다.

스트레스에 대응하기 위해 음식을 탐하는 것을 감정적으로 음식을 먹는다 하여 이모셔널 이팅Emotional Eating, 즉 감정적 식습관이라고 부른다. 이모셔널 이팅은 틀림없이 과식으로 이어지는 식이 경향이며 그 탓에 호르몬 균형이 무너지면 위장도 안 좋은 상태가 된다.

위장이 약해지면 장내 부패가 일어나게 되고 앞에서도 설명했듯이 장과 뇌의 연결 작용 때문에 뇌내 신경전달물질도 불균형해진다. 그러면 식이행동이 더욱 이상해져서 과식을 하고 더욱 위장 상태가 안 좋아지는 악순환에 빠진다. 위장에 부담이 가해지면 장 누수가 촉진되어 그곳부터 오비소겐의 침투를 허용하고 만다.

이모셔널 이팅으로 무의식중에 선택하는 것은 대개 정제 당분, 즉 컴퍼트 푸드다. 이것은 당질 코르티코이드glucocorticoid라는 호르몬이 스트레스나 긴장 상태에서 모든 힘을 다 쓰고 쇠약해지기 때문에 이를 보완하려고 몸이 당질을 원하는 것이다.

여기에서 다시 한 번 설명하자면 당질을 섭취해서 혈당치가 급격히 올라가면 인슐린이 많이 분비된다. 인슐린 작용으로 혈당치가 급격히 내려가면 또 당질이 먹고 싶어진다. 갑자기 당질이 높은 음식을 먹어서 혈당치가 급격히 올라가면 인슐린에 의해 혈당치가 다시 급격히 내려가기 때문에 더욱 당질을 섭취하고 싶어지는 거의 무한에 가까운 당질 루프에 빠진다.

과도한 스트레스에 그 스트레스를 풀지 못하는 만성적인 스트레스 상황, 그래서 일어나는 정제 당분의 과식. 그 앞에

기다리는 것은 인슐린이 효력을 잃는 인슐린 저항성이다. 인슐린 저항성이 되면 당질 대사에 이상이 생기고 당질은 에너지로 바뀌지 않은 채 점차 지방으로 축적되어 뚱뚱해지기 쉬운 체질로 바뀐다. 이런 악순환의 뿌리를 자르기 위해서라도 이모셔널 이팅은 당장 끊어내야 한다.

그렇다면 어떻게 이모셔널 이팅을 해소하면 좋을까? 가장 좋은 방법은 먹는 걸로 스트레스를 해소하는 습관을 버리는 일이다. 정제 당분을 끊고 먹는 일 이외에서 스트레스 해소법을 찾아보자.

외출해서 기분 전환을 하거나 사교 시간을 늘리거나 운동하는 습관을 들인다. 명상, 요가, 스트레칭을 습관적으로 하고, 온종일 컴퓨터 앞에만 앉아 있지 않는다. 잠시라도 일에서 멀어져서 머리를 쉬고, 충분히 잠을 잔다. 수면 부족은 과식을 초래하기 때문이다.

또한 집에서 혼자 식사를 하는 일도 이모셔널 이팅의 한 원인일 수 있다. 혼자 먹는 일은 일종의 스트레스이며 과식으로 연결되기 때문이다. 두 명 이상이 함께 식사를 하면 자연히 먹는 동안에 대화가 생겨서 빨리 먹거나 많이 먹는 일이 줄어든다. 혼자서 식사를 하면 텔레비전을 보면서 먹는 경우가 많다. 그러면 먹는 양을 줄이기가 어려워지고 빨리 먹게 되어 적정량에서 포만감이 잘 느껴지지 않는다. 고독이 비만 위험성을 높인다는 것은 과학적으로도 증명되어 있다.

방법은 여러 가지가 있으니 자신에게 맞는 스트레스 관리법이나 적정량으로 만족할 만한 즐거운 식습관을 적극적으로 받아들이자.

평생 건강을 손에 넣는 침실 만들기

잠을 자는 동안 우리는 무의식에다 무방비 상태가 된다. 그 사이를 보내는 침실은 낮에 사용하는 거실이나 일을 하는 사무실보다 더 신경 써야 한다. 침실에서 닿는 물건, 들이마시는 물질, 받는 영향을 재검토해보자. 특히 장과 뇌의 건강을 위해서 필요한 일이다.

낮 동안 장은 계속 움직이면서 쉬지 않는다. 수면 중에는 온몸의 세포가 회복하지만 장에게는 수면 중이야말로 손상을 회복하는 가장 좋은 기회다. 수면 중에는 소화 활동이 없는 만큼 장으로 가는 혈액이 장의 구조를 회복하는 데 사용된다. 또한 양질의 수면은 뇌의 노화 방지에도 도움이 된다. 침실을 정돈하고 수면을 질을 높이면 위장 기능의 개선과 함께 두뇌 회전 속도, 기억력, 인지 기능, 학습력, 의사소통 능력을 유지하고 개선해갈 수 있다.

침대 매트리스에는 안티몬, 방염제, 포름알데히드, 방부제, 불소수지 가공이 사용된다. 게다가 침대에 사용하는 침구, 침실 가구, 카펫, 커튼에 사용되는 방염제, 불소 코팅, 방수제 등의 휘발성 유기화합물, 전자파, 미세먼지, 조명 광선 등 먼저 이런 것들을 개선하는 것이 수면의 질을 높이고 살찌지 않는 체질로 바꾸는 지름길이다.

식사를 한 후에는 배가 부른 상태에서 잠들거나 자기 전에 술을 마시는 일은 추천하지 않는다. 수면에서 중요한 것은 장에 소화되지 않은 음식물을 남기지 않는 일이다. 장내에 소화되지 않은 음식물이 없는 상태에서 잠이 들면 장내 세균총의 균형이 잡히고 장내 환경이 평화로워진다.

정서, 수면, 식이행동에 관여하는 세로토닌이 장내 환경에서 유래한 대사산물에 따라 만들어진다는 것도 알려져 있다. 공복 상태에서 잠을 자는 동안 장의 벽에 있는 세로토닌 수용체가 정상적으로 작용한다.

수면의 질을 높이는 침실 환경이 갖추어지면 자는 동안에 편하게 휴식할 수 있다. 게다가 세로토닌에는 식이행동을 조절하는 작용도 있다. 세로토닌은 수면을 담당하는 멜라토닌

최고의 침실을 만드는 체크리스트

□ **침구**

화학섬유는 피하고 오가닉 코튼, 마 등의 천연재료로 만든 무표백 제품을 고른다.

□ **매트리스**

방염제, 금속 스프링, 포켓 스프링, 우레탄이 들어간 것은 사용하지 않는다. 라텍스 매트리스를 사용하거나 라텍스 시트를 지금 사용하는 매트리스 위에 겹쳐서 깐다.

□ **침대 프레임**

오일로 도장된 제품을 고른다. 침대를 포기하고 이불에서 잔다. 다만 바닥에 가까운 만큼 먼지를 들이마시기 쉬우므로 자주 방을 청소하고, 이불용 청소기, 건조기를 사용한다.

□ **파자마**

화학섬유는 피하고 오가닉 코튼, 실크 등 천연 소재를 고른다.

□ **전기제품**

휴대전화, 라디오, PC, 태블릿, 전기모포, 텔레비전, 고정 무선전화기, 프린터, 무선 환경, 전기제품의 충전, 이상은 전부 피한다. 자기 전에 모든 전기 제품의 콘센트를 뽑는다.

□ **창문 주변**

곰팡이의 원인이 되는 경로를 방지한다. 방염이 되거나 화학섬유로 된 커튼보다는 천연 소재인 것을 고른다.

□ 환경

배기가스가 많은 장소에 살지 않는다. 차고 바로 위의 방은 침실로 쓰지 않는다.

□ 곰팡이 방지

먼지가 없는 깨끗한 방에서 잠을 잔다. 대량의 낡은 서적, 잡지, 신문, 대량의 의류를 두지 않고, 카펫을 깔지 않는다. 가습기를 사용한다면 곰팡이가 발생하지 않도록 자주 내부를 청소한다.

□ 환기

매일 1시간 이상 창문을 열어 환기한다. 집의 입지에 따라서 창문을 열어두면 근처에서 농약 등 유해물질이 흘러들어올 수도 있다. 그런 경우 공기청정기로 대응한다. 방향제는 사용하지 않는다.

□ 곰팡이, 진드기 대책

고성능 공기청정기를 두고, 제습기를 사용한다. 무엇보다 부지런히 청소한다.

□ 조명

잠을 잘 때는 전기를 완전히 끈다.

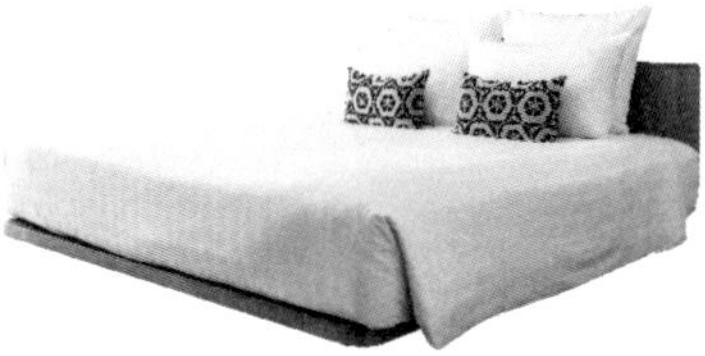

의 전구체이며(세로토닌이 멜라토닌으로 변화한다), 수면 중에 멜라토닌이 충분히 생성되면 과식에 빠지거나 단것에 중독되는 일도 막아준다.

잠을 잘 때는 방을 캄캄하게 하는 것도 수면의 질을 올리는 요령이다. 어둠 속에서 잠을 자면 멜라토닌이 충분히 생성된다. 멜라토닌은 수면에 관여하는 호르몬이지만 동시에 인슐린과 렙틴의 감수성을 높인다. 즉 어두운 방에서 잠을 자면 비만을 예방하는 데 도움이 된다는 뜻이다.

침실에 둔 가습기에 주의하라

최고의 침실이 되려면 몇 가지 조건이 있다. 첫째는 곰팡이가 없는 환경을 만드는 일이다. 침실에 곰팡이의 온상이 되기 쉬운 카펫이나 낡은 책, 대량의 의류나 골판지로 된 물품은 두어서는 안 된다. 또한 공기의 흐름이 원활하지 않은 환경도 바람직하지 않다. 창문을 잘 열지 않거나 에어컨 청소를 하지 않는 일도 곰팡이의 증식을 돕는다.

앞에서 가습기도 곰팡이 증식을 부추긴다고 했는데 특히 침실에서 사용하는 가습기에는 주의가 필요하다. 원인 불명으로 좀처럼 개선되지 않는 기관지염이 사실은 곰팡이가 범인인 경우가 많기 때문이다. 이런 진균성 폐렴은 최근 호흡기내과에서 전문외래가 생길 정도로 환자가 증가하고 있다.

그러니 가습기를 사용한다면 부지런히 내부까지 확실히 씻어서 곰팡이 발생을 억제하자.

공기를 깨끗이 하려면 살균제나 방향제가 아니라 창문을 열어 환기하고 공기청정기를 사용한다. 침실이 3~4평 정도의 넓이라도 15평용 정도의 고성능 제품을 사용하는 것이 좋다. 공기청정기의 효과는 무시할 수 없다.

실제로 덴마크와 스웨덴에서 실시한 실험에서 pm2.5의 미세먼지까지 걸러주는 고성능 헤파Hepa 필터 공기청정기를 침실에 두고 일정 기간을 지낸 사람은 말초 혈관의 혈액순환이 개선되었다는 보고가 있다. 이것은 침실 내의 유해물질이 줄어서 몸 안에 깨끗한 산소가 골고루 퍼졌기 때문이라고 볼 수 있다. 산소는 미토콘드리아의 에너지 생성에 꼭 필요하다. 깨끗한 산소가 골고루 퍼질수록 온몸에서 미토콘드리아의 기능이 향상되고 면역력, 뇌와 호르몬 기능 등 온몸의 기능이 끌어올려진다.

게다가 몸을 누이는 침대에도 주의해야 한다. 침대는 목제 침대 프레임에 포켓스프링이나 스프링이 사용되지 않은 매트리스를 사용한다. 이것이 이상적이지만 어렵다면 매트리스 위에 접지 시트를 까는 방법도 있다. 다만 그렇게 하려면 침실에 접지용 콘센트가 필요하다.

지금은 휴대전화의 알람 기능을 자명종으로 사용하는 사람이 많을 것이다. 그런 사람은 대개 베갯머리에 휴대전화를 놓고 자는데, 그렇게 되면 자는 동안 뇌가 계속 전자파의 악영향을 받게 된다.

낮 동안의 전자파도 문제이지만 밤에 잠을 잘 때 받는 전자파는 더욱 문제다. 수면은 몸을 충전하고 세포가 회복하는 시간이다. 그런데 전자파를 받으면 세포의 형태가 바뀌고 신경세포가 감소한다. 이러면 회복은커녕 세포를 잃게 된다.

철제 침대 프레임에 철제스프링 매트리스나 포켓스프링 매트리스를 사용하고, 자명종 대신 휴대전화를 두고 자는 사람이 많다. 스프링이 들어간 매트리스와 휴대전화를 함께 두는 것은 신중하게 생각해야 한다.

따라서 침대 프레임은 목제를, 매트리스는 포켓스프링이나 스프링을 사용하지 않은 제품을 고른다. 휴대전화 대신 자명종 시계를 알람으로 사용하고, 휴대전화는 침실에 두지 않는 것이 완벽한 대책이라고 할 수 있다. 전자파는 거리가 멀어질수록 영향이 약해진다. 휴대전화를 침실에 놓아야 한다면 몸에서 최소 2미터 이상 떨어진 장소에 두자. 특히 스마트폰을 보다가 그대로 잠들지 않도록 주의한다.

침대 이야기로 돌아가서 포켓스프링은 습기가 생기기 쉽

기 때문에 대개 방미 가공제를 섞는다. 화재가 났을 때 연소하지 않기 위해 방염제도 들어간다. 이런 화학물질은 휘발성이므로 자면서 몸을 뒤척거릴 때마다 매트리스에서 공기 중으로 올라간다. 그러면 자고 있는 사람이 그것을 들이마신다.

즉 오비소겐이 자는 동안에 저도 모르게 체내에 흘러들게 된다. 그런 상태에서 수면 중에 분비되는 중요한 호르몬이 정상적으로 기능할 리가 없다. 만약 매트리스를 사용하고 싶다면 천연 라텍스 제품을 추천한다. 혹은 얇은 라텍스 제품을 사서 지금 사용하는 매트리스 위에 겹쳐서 깔면 오비소겐의 피해를 줄일 수 있다.

그 외에 침구나 파자마까지 신경 쓸수록 수면의 질은 좋아진다. 침실의 전자파 대책은 앞에서도 언급했지만 그것까지 포함해서 180쪽의 체크리스트를 통해 최고의 침실을 만드는 법을 정리해두었다. 가능한 부분부터 시도해서 쾌적한 수면 환경을 만들어 보자. 한 가지 덧붙이자면 침실을 자주 청소하는 것은 매우 중요하다. 방의 먼지 속에서는 수은이 발견되기도 한다.

장과 뇌를 기분 좋게 활성화하자

오비소겐의 해로움은 장에서 온몸으로 영향을 준다. 물론 뇌로 가는 피해도 심각하다. 항상 뇌를 건강하게 유지하려면 매일 오비소겐을 받아들이지 않도록 주의하고 장을 건강하게 해서 오비소겐이 들어올 수 없는 몸, 제대로 해독할 수 있는 몸을 만들어야 한다.

여기에서는 뇌를 위해 할 수 있는 개별적인 관리를 통해 뇌를 확실히 쉬게 하고 활성화하는 방법을 몇 가지 소개하고자 한다. 사실 그 방법은 명상과 가벼운 운동으로 간단하다. 이 중에서 할 수 있을 만한 것부터 시작해 보자.

명상이 뇌를 활성화한다는 것은 이미 증명되어 있다. 뇌가 편하게 휴식하면 아이디어가 쉽게 떠오르게 되고 사고력이 높아지기도 한다. 명상은 단지 눈을 감고 조용히 자신의 호흡에 의식을 향하기만 해도 상관없다.

특히 자주 스마트폰이나 컴퓨터에 몰두하는 사람은 전자파와 빛의 자극에 의해 뇌가 계속 손상을 받는다. 지금은 생활필수품이 되어 손에서 놓기가 어렵겠지만 하루 중 아주 잠깐이라도 그런 기기에서 뇌를 해방하는 시간을 보내도록 하자.

운동은 사소한 것이라도 좋다. 가령 집안이나 아파트 계단에서 몇 분 동안 오르고 내리는 운동을 한다. 출퇴근하면서 까치발을 세우거나 발꿈치를 들었다 놨다 한다. 몸을 좌우로 흔들흔들 흔든다(흔들흔들 운동). 이렇게 하면 혈액순환이 좋아져서 해독이 촉진된다.

덧붙여서 걷기나 가볍게 달리기 등의 유산소 운동을 해보자. 가볍게 실행하기만 해도 뇌에 산소를 듬뿍 보낼 수 있기 때문이다. 미토콘드리아는 에너지를 만들어낼 때 산소를 필요로 한다. 그리고 뇌는 미토콘드리아가 가장 많이 존재하는 장소다. 즉 유산소 운동으로 뇌에 산소를 보내주면 뇌의 미토콘드리아에 산소와 영양소가 공급되어 활성화된다.

이렇게 유산소 운동은 미토콘드리아를 활성화하는 데에 효과적이다. 그러니 걷거나 천천히 달리기를 15~30분 정도

해보자. 스포츠 선수처럼 격한 운동을 하지 않아도 충분하다.

유산소 운동에는 명상 효과도 있다. 달리고 있을 때나 걷고 있을 때, 단지 자신의 발소리와 호흡에만 집중하기 바란다. 명상을 하면서 산소도 얻는 일석이조의 뇌 활성화 효과를 얻을 수 있다. 시간이 없다면 밖에 나가서 심호흡이라도 해보자.

몸의 이상 증세에는 반드시 원인이 있고, 그 원인이 되는 요인은
평소 내가 먹는 음식과 몸 주변의 환경 속에 있다. 이상 증세를 유발하는
원인을 찾아내는 습관을 들이자. 독소는 도처에 있다. 처한 환경을 비관하기보다
오늘부터 가능한 일을 찾아 디톡스 라이프를 시작하자.

4장

오늘부터 시작하는 해독력을 높이는 생활방식

디톡스 라이프

일단 아침 햇살을 받으며 심호흡부터 시작하자

오비소겐이 비만과 병을 일으키는 원흉이라는 것을 알면 알수록 오비소겐이 몸에 들어오지 않도록 하는 일이 얼마나 중요한지 실감할 것이다. 이번 장에서는 이 책의 핵심이기도 한 체내에 축적된 오비소겐을 해독하는 방법에 대해 이야기하고자 한다.

이 책의 프롤로그에서 독소를 모으는 통에 관해 이야기한 것을 기억하고 있는가? 이 통은 본래 독소의 일시보관소이어야 하며, 이 통에서 끊임없이 독소를 퍼낼 수 있도록 몸의 기능을 유지하는 일이 중요하다고 했다.

이제부터 몸의 해독 기능을 높이고 유지하는 방법을 알아보자. 그러려면 해독의 구조와 그 기능이 확실히 작용하는 식사와 영양 섭취법에 대해 살펴볼 필요가 있다.

몸의 해독기능을 높이려면 다음과 같은 7가지 조건이 필요하다.

❶ 영양을 확실히 섭취한다.

❷ 수분을 충분히 섭취한다.

❸ 산소를 몸에 듬뿍 받아들인다.

❹ 편하게 쉬는 시간(부교감 신경이 우위인 상태)을 많이 보낸다.

❺ 온몸으로 햇볕을 받는다.

❻ 건강한 위장 기능을 되찾아서 장내 면역을 높인다.

❼ 가능한 한 오비소겐을 접하지 않는다.

'6번의 위장 기능을 되찾는다', '7번의 오비소겐을 접하지 않는다'에 대해서는 지금까지 앞에서 소개한 바 대로다. 이번 장에서는 1번부터 5번까지의 조건을 만족하는 방법을 소개한다.

먼저 3, 4, 5번은 단숨에 해결하는 방법이 있다. 그것은 바로 아침 햇살을 받으며 심호흡을 하는 일이다.

온몸으로 태양광을 받으면서 심호흡을 해서 산소를 듬뿍 흡수해보자. 그것만으로 몸에 커다란 이점을 얻을 수 있다.

잘 알려져 있듯이 햇볕을 받으면 비타민D가 생성되어 섭식 행동과 수면을 담당하는 신경전달물질이 안정된다. 또한 심호흡을 하면 대사계 호르몬이나 미토콘드리아도 활성화된다. 결과적으로 해독과 다이어트 두 가지 모두의 효과를 기대할 수 있다.

거기에 심호흡을 하면 몸을 휴식 모드로 전환하는 부교감신경이 우위인 상태가 되어 편안하게 휴식할 수 있다. 이렇게 편안한 상태가 되면 식욕과 섭식 행동을 조절하는 효과도 얻을 수 있다. 요가(심호흡), 명상, 스트레칭, 음악에 맞추어 춤추기, 산책하기, 웃기, 껴안기, 친구와 대화하기, 마사지(전신, 머리, 손), 식물 가꾸기, 풍경 감상하기 등 무엇이든 가능한 것부터 시도해보자.

그러면 7가지의 조건 중 첫 번째인 영양과 두 번째인 수분은 어떨까? 일단 몸의 해독 구조를 간단히 알아둘 필요가 있다. 다음 쪽에서 살펴보자.

해독에는 세 가지 올바른 단계가 있다

몸의 해독 기능은 크게 세 가지 단계로 나뉜다. 먼저 1단계, 본래 지용성인 독소는 간 효소의 작용으로 수용성이 된다. 이 물질은 본래보다도 독성이 강한 유해 물질이다. 2단계에서는 구조를 바꾼 독소가 배설물과 함께 체외로 배출되도록 결합하는 반응이 일어난다.

1단계에서는 해독계 효소만 작용하는 데 비해 2단계는 해독을 위한 반응이 영양소 등 다른 물질과 결합해서 진행된다(포합반응). 그곳에 결합하는 주요 물질은 글루타싸이온, 아미노산, 메틸화반응 methylation, 아세틸화 acetylation, 글루쿠론산 glucuronic acid, 황산이다. 이런 물질이 독소를 끌어안는 원리이다. 전문적인 이야기가 되겠지만, 독소별로 어떤 포합반응을 거쳐 해독되는지가 정해져 있다. 또한 각 반응의 정도는 유전자 수준에서 좌우되므로 해독력에는 저절로 개인차가 생긴다.

어찌 되었든 2단계에서 중요한 것은 독소와 결합할 때 반드시 미토콘드리아가 만드는 에너지원 ATP가 필요하다는 점이다. 즉 해독이란 에너지에 의존하는 반응이며 음식, 물, 산소를 미토콘드리아에 넣어서 에너지를 만들어 주는 것이 전제다. 해독의 조건 중 첫 번째가 영양 섭취라고 했다. 그것은 에너지원이 되는 연료를 넣기 위해, 게다가 해독의 2단계에서 필요하기 때문이다.

역시 여기에서도 장이 중요하다. 장은 오비소겐의 입구가 되기도 하면서 해독에 필요한 영양소를 받아들이는 복잡한 기관이다. 오비소겐을 몸에 들이지 않고, 폭식과 폭음을 하지 않으며, 수면의 질을 높이는 등 평상시 장을 보호하는 일의 중요성은 다시 강조해도 지나치지 않다.

또한 지나친 피로, 과도한 독소 축적, 극단적인 단식도 1, 2단계의 반응을 정체시키는 요인이 된다. 그러면 독소가 본래의 유해성보다 한층 더 강력한 독성물질이 된 채 몸에 정체하게 된다. 나는 많은 사람이 이런 해독의 과정에 차질을 빚어 몸 상태를 해치는 것을 직접 봐왔다. 따라서 잠을 잘 자

해독의 3단계를 알아두자

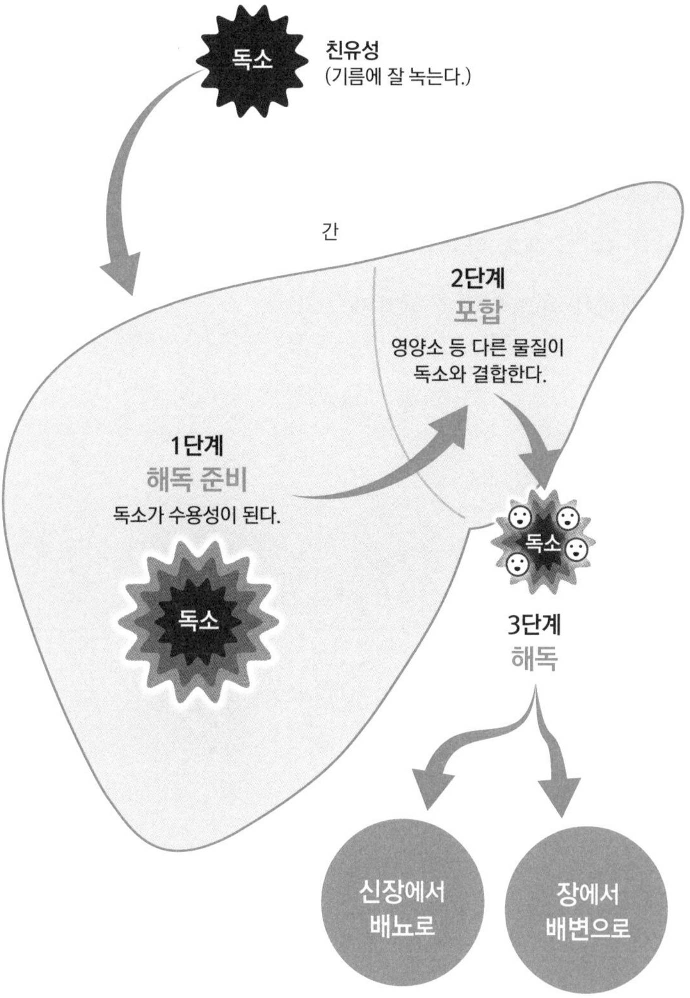

고 휴식을 통해 피로를 푸는 일은 매우 중요하다.

최종 3단계는 2단계를 무사히 통과한 독소가 드디어 체외로 나가는 최종 단계다. 장에서 배변으로, 신장에서 배뇨로, 피부에서 땀으로 나가는 일로 해독이 완료된다.

1, 2, 3단계는 마치 쳇바퀴 돌듯이 자동적으로 반복된다. 독소가 들어오면 항상 1 → 2 → 3의 과정을 거쳐 해독된다. 대기오염, 환경 독소 속에서 생활하는 우리 체내에서는 쉬지 않고 3번의 해독 단계가 끝없이 반복된다. 그러니 해독 단계에 방해가 되는 행동을 삼가자.

수분을 듬뿍 섭취하면 해독 기능이 활성화된다

—

해독이라고 하면 내보내면 내보낼수록 좋다는 이미지가 있지 않은가? 수분을 많이 섭취해서 소변을 내보낼수록 독소가 몸 밖으로 나가는 느낌이 들 수 있다. 하지만 단지 수분을 내보낸다고 좋은 것은 아니다. 이때 주의해야 할 점이 이뇨작용이 있는 음료다.

커피나 술을 마시면 화장실에 자주 가는 사람이 많을 것이다. 그러나 이뇨작용이 강한 음료를 많이 마시면 마신 양 이상의 수분이 몸 밖으로 빠져나가기 때문에 수분을 보충할 수 없게 된다. 따라서 해독 중에는 카페인 음료와 술을 주의해야 한다.

욕조를 청소할 때도 물을 뿌리면서 오염물질을 떨어뜨려야 빠르게 깨끗해지듯이 혈액도 항상 흐르고 있어야 해독을 위해서도 이상적이다. 해독을 의식한다면 넉넉한 수분 보충에 신경 쓰자. 다만 수돗물이 아니라 정수기를 통해 불순물을 거른 물이나 미네랄워터를 마시기 바란다. 정수기는 내부에 곰팡이가 생기지 않는 타입인지 꼼꼼히 따져보고 선택한다.

사람마다 수분 섭취의 적당량이 다르며 식사로도 수분이 섭취되므로 일괄적으로 한 사람당 하루 몇 리터라고 말할 수는 없지만 갈증이 나기 전에 부지런히 수분을 보충하는 것이 좋다. 다만 물로 인해 소화효소가 엷어지므로 식사 중에는 벌컥벌컥 물을 마시지 않도록 하자.

낮에 커피, 홍차 등 카페인 음료만 마시는 사람이 있다. 지금 설명했듯이 커피는 정신을 맑게 해줄지 몰라도 수분 보충은 되지 않는다. 애초에 커피도 술도 몸을 산성으로 만드는 음료다. 독소가 잘 쌓이지 않고 쉽게 배출되는 몸은 약알칼리성이므로 커피, 술, 카페라테, 밀크티 등은 몸에 바람직한 음료라고 말할 수 없다. 소프트드링크, 주스, ○○향 음료도 피하기 바란다. 술은 그 자체가 간에서 해독되어야 하는 물질이다. 매일 술을 마시면 알코올을 해독하는 데 바빠서 다른 독소를 해독하는 데 손을 쓰기가 힘들어진다. 해독을 의식한다면 물과 허브티를 추천한다.

발꿈치를 들었다가 내리는 운동으로 혈액순환을 좋게 하자

해독에 있어서 일단 피해야 할 것은 몸을 움직이지 않는 생활이다. 같은 자세로 계속 앉아 있거나 서 있으면 다리가 띵띵 붓는다. 하반신을 만지면 춥지도 않은데 몸이 찬 사람도 많다.

이것은 모두 혈액순환이 나빠졌기 때문이다. 이런 혈액순환의 악화를 무시해서는 안 된다. 몸을 움직이지 않으면 하반신을 둘러싼 혈액순환이 중력을 거슬러 심장으로 돌아오는 흐름이 원활하지 않게 된다. 혈액은 심장의 펌프 덕분에 온몸으로 보내진다. 산소는 혈액으로 운반되므로 혈액이 순환하기에 따라 산소가 온몸의 말단 세포까지 도달하고 각 세포가 활성화되어 신체 활동도 가능해지는 것이다.

여기에서 주의해야 할 것은 뇌와 골반이다. 뇌는 심장보다도 위에 있고 작업량이 매우 많으므로 산소를 대량으로 필요로 한다. 골반은 그 자체만으로 전체 혈액양의 3분의 2를 필요로 하는 혈액순환이 많은 부위다. 골반 내에는 장도 있고 부신도 있고, 여성은 난소, 남성은 정소가 있어 중요한 호르몬을 생성하는 장기가 모여 있다.

뇌와 골반에는 충분한 혈액이 필요한데 심장의 펌프는 자율신경으로 이루어져 있어 임의로 조절할 수 없다. 즉 혈액순환의 지원이 필요한 것이다. 여기에서 강력한 조력자가 되는 것이 장딴지 근육이다. 무릎 아래에 있는 알통 모양의 장딴지 근육은 제2의 심장으로 알려져 있다.

발꿈치를 들었다가 내리는 운동을 하거나, 까치발로 계단을 오르는 등 장딴지 근육을 단련한다. 스쿼트도 좋은 운동이다. 이런 습관은 뇌의 건강을 유지하면서 골반 내에 위치한 장기의 기능을 활성화해서 대사와 해독을 원활하게 해준다.

다른 한 군데는 견갑골이다. 어깨 주변도 혈액순환이 많이 일어나는 곳이다. 일어서서 두 손을 좌우로 펴고 몸을 좌우로 흔들흔들 움직이는 운동을 해보자.

천천히 땀을 흘리면서 독소를 배출하라

사우나에서 땀을 많이 흘리면 해독 효과가 있다고 생각하는 사람이 많다. 하지만 그것도 실제와는 조금 다르다. 목욕탕에 주로 있는 사우나는 대개 단순한 고온 사우나다. 그곳에 있으면 체표의 온도가 단숨에 올라가 수분을 내보내기만 할 뿐 해독 효과는 없다.

같은 땀을 흘려도 해독이라는 의미에서는 천천히 땀을 흘리는 것이 가장 효과적이다. 그리고 땀을 흘렸다면 반드시 바로 씻어내야 한다. 그렇지 않으면 모처럼 땀과 함께 배출된 독소가 같은 경로를 통해서 체내로 되돌아갈 수도 있다.

예를 들어 사우나 중에서도 원적외선 사우나라면 세포의 깊은 곳까지 원적외선이 도달해서 조금씩 천천히 땀을 흘릴 수 있다. 요즘에는 이러한 원적외선 사우나가 있는 곳도 늘어나고 있으므로 꼭 찾아보기 바란다. 참고로 몸을 온전히 감싸는 돔형 원적외선 사우나는 권하지 않는다. 돔의 소재가 플라스틱인 경우에는 뜨거워질 때 휘발되는 오비소겐을 들이마실 우려가 있다.

집에서는 시판하는 원적외선 매트를 사용해보자. 일반적인 전기담요는 전자파를 몸에 휘감게 되지만 원적외선 매트는 전자파를 뿜어내지 않는다.

천천히 땀을 흘리려면 반신욕도 추천한다. 반신욕을 하면 편안하게 휴식할 수 있고, 대사를 활성화해주며, 혈액순환을 좋게 하는 효과도 있다. 미지근한 물을 허리부터 아래쪽이 잠길 정도까지 욕조에 넣고 천천히 땀이 날 때까지 몸을 담근다. 추운 계절에는 수건을 어깨에 둘러 보온에도 신경쓰자.

반신욕을 하면 욕실에 오래 있게 되므로 곰팡이가 생기지 않도록 신경 쓴다. 수돗물의 염소도 오비소겐이므로 욕실의 샤워기나 수도에도 정수기를 달아두자. 염소를 여과해주는 샤워헤드 등도 시판되고 있다. 정수기는 일단 설치하면 가장 편한 방법이다. 그것이 어렵다면 피부로 흡수되는 유해독소인 경피독소를 제거해주는 효과가 있는 알칼리성의 탄산수소나트륨을 욕조에 넣는 것도 한 방법이다.

이것으로 뭐든지 해독할 수 있는 것은 아니지만 카드뮴과 다이옥신은 원적외선이나 반신욕으로 흘린 땀에서 검출된다는 보고가 있다. 그러나 대표적인 맹독, 수은이라면 이야기를 달라진다. 수은의 해독은 거의 장에서 배변 과정을 통해 이루어지기 때문이다. 그만큼 수은이 장에 부담이 된다는 것을 알 수 있다.

해독력을
높이는 식품

몸이 본래 가지고 있는 해독 기능은 매우 잘 만들어져 있다. 자연적으로 갖추어진 뛰어난 기능을 작용하게 하려면 해독의 구조를 이해하고 필요한 영양소를 제대로 보충하는 식사를 해야 한다. 여기에서는 몸의 원활한 해독 기능을 돕는 필수 영양소와 식품을 구체적으로 소개한다.

208쪽부터 매일 섭취해야 할 식품, 해독의 3단계를 지원하는 식품, 영양소까지 일람표로 소개한다. 조금 까다롭겠지만 리스트를 보면 우리 주변에서 구하기 쉬운 식품이 많다. 매일 식사를 할 때 활용하기 바란다.

채소, 고기, 생선은 오비소겐의 위험성에 충분히 신경 써서 고르자. 리스트에는 연어가 많이 등장하는데 자연산을 고르기 바란다. 또한 훈제 식품은 오비소겐이 발생하므로 연어를 비롯한 훈제 식품은 피하자.

또한 회, 생연어도 피했으면 하는 음식이다. 폴리염화바이페닐, 인공 호르몬, 항균제나 항기생충제 등의 화학물질이 잔류하기 때문이다. 과일은 말린 과일, 자른 과일, 기성품 과일 주스는 피하고 가급적 생과일을 직접 사서 잘라 먹는다.

그 외 과도한 알코올, 카페인, 트랜스지방산, 정제 당분은 전부 염증성으로 장에 부담을 줘서 해독 기능의 발목을 잡는다. 화학조미료, 가공식품의 용기나 조리기구에 함유된 플라스틱, 유해중금속 등 1, 2장에서 언급한 오비소겐을 최대한 의식하면서 매일 먹고 사용하는 음식과 생필품을 고르자.

해독에 필수, 매일 섭취해야 할 식품

비타민 B_2 리보플래빈 | 콩, 시금치, 버섯류, 달걀, 아스파라거스, 아몬드

비타민 B_3 | 닭고기, 연어, 양고기, 소고기, 현미

비타민 B_6 | 연어, 닭고기, 양고기, 고구마, 감자, 해바라기씨, 시금치, 바나나

엽산 | 렌틸콩, 병아리콩, 검은콩, 브로콜리

비타민 B_{12} | 정어리, 연어, 대구, 닭고기, 양고기

글루타싸이온 | 아보카도, 시금치, 마늘, 감귤류

발린, 류신, 유청 | 닭고기, 달걀

플라보노이드 | 양배추, 양파, 파슬리 등 채소 전반, 사과, 살구, 토마토, 블루베리, 배, 콩류

인지질 | 콩, 해바라기씨, 달걀

베타카로틴 | 당근, 호박, 적케일, 적양배추, 완두순, 순무, 토마토, 망고, 귤, 파파야, 바나나, 감, 멜론

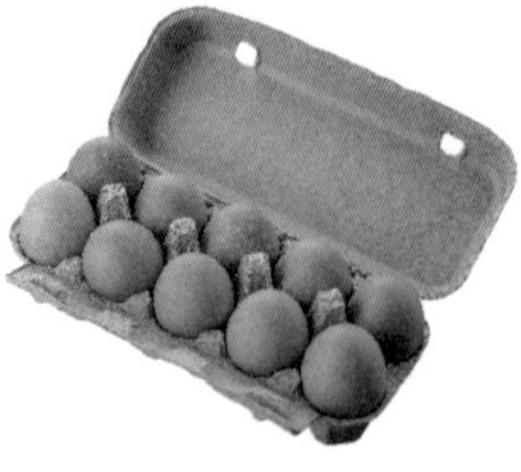

해독 1단계에 도움이 되는 식품

비타민C | 파파야, 파프리카, 감귤류, 방울양배추, 키위, 무순, 브로콜리 새싹 등 새싹 계열

비타민E | 닭고기, 양고기

셀레늄 | 브라질너트, 정어리, 연어, 대구

구리 | 참깨, 캐슈너트, 콩, 버섯류, 해바라기씨, 호두, 병아리콩

아연 | 굴 등의 어패류, 닭고기, 양고기

망간 | 클로브, 귀리, 현미 쌀, 콩류, 시금치, 호박

코엔자임Q10 | 닭고기, 양고기, 생선

티올 | 에샬롯*, 차이브, 무, 마늘, 파, 양파

플라보노이드 | 양배추, 양파, 파슬리 등 채소 전반, 사과, 살구, 토마토, 블루베리, 배, 콩류

피크노제놀 | 과일껍질, 포도씨, 블루베리, 체리, 자두, 잎채소, 청경채, 케일, 파슬리, 고수, 치커리, 엔다이브, 로메인 양상추

마그네슘 | 너트, 아보카도, 콩

*에샬롯: 일본의 랏교(생선회와 곁들여지는 초절임). 뿌리 부분이 좀 굵은 쪽파처럼 생긴 양파의 일종.

해독 2단계에 도움이 되는 주요 식품 ①

글루타싸이온을 늘리는 식품

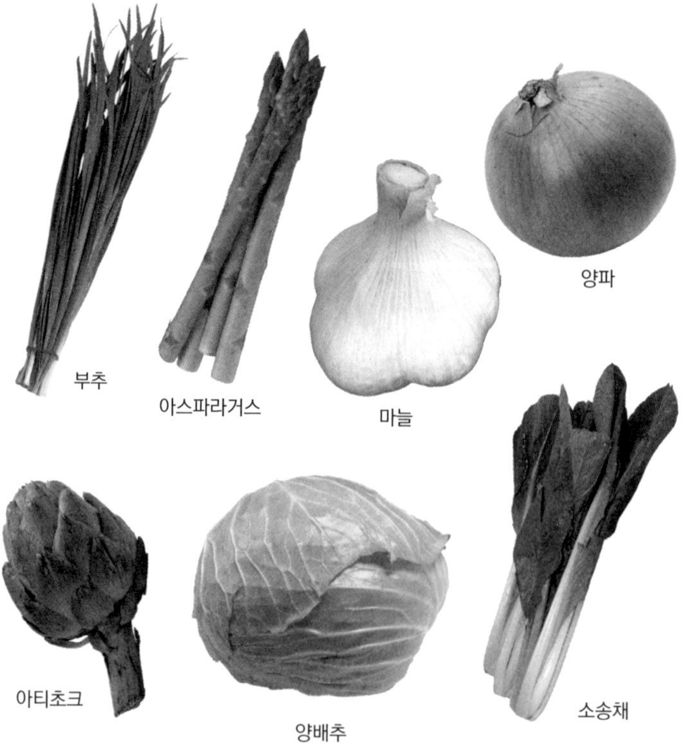

그 외 케일, 차이브, 에샬롯, 머스터드, 타마린드, 퀴노아, 파, 방울양배추, 적양배추, 브로콜리, 브로콜리 새싹, 루콜라, 콜리플라워, 고추냉이, 순무, 무 등

해독 2단계에 도움이 되는 주요 식품 ②

글리신 | 닭고기, 양고기, 소고기

타우린 | 오징어 등의 어패류, 닭고기, 양고기

글루타민 | 닭고기, 양고기, 생선, 달걀, 양배추, 첨채, 콩류, 시금치, 파슬리

N아세틸시스테인 | 양배추 등 배추과 채소, 마늘

시스테인 | 닭고기, 양고기, 생선

메싸이오닌 | 달걀, 참깨, 브라질너트, 콩, 닭고기, 양고기, 아몬드, 현미

※ 이 페이지에 나온 각각의 아미노산은 영양제로는 거의 흡수되지 않으므로 식사로 섭취하자.

마그네슘 | 너트류, 참깨, 해바라기씨, 해조류, 콩, 두부

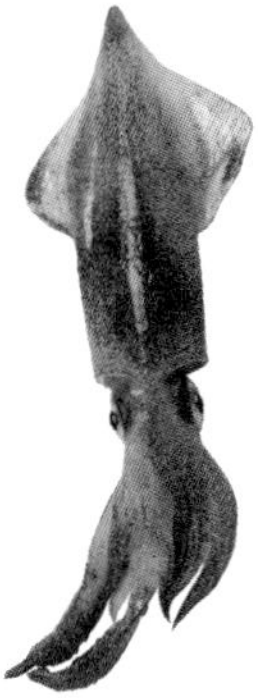
오징어

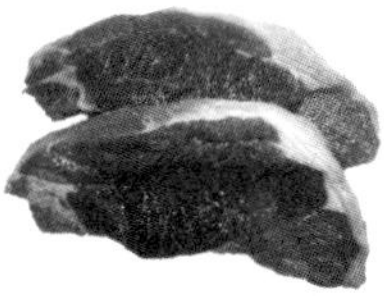
양고기

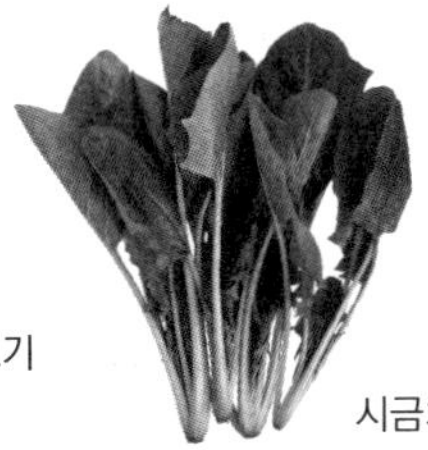
시금치

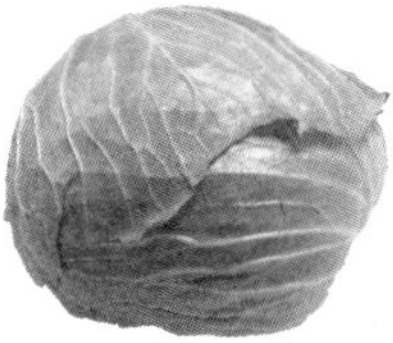
양배추

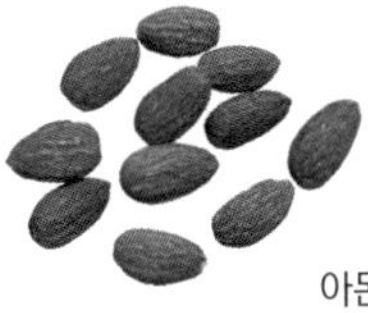
아몬드

해독의 3단계에 도움이 되는 주요 식품

장, 간, 신장을 지원해서 배변과 배뇨를 촉진하는 식품

장의 디톡스를 도와주는 식품

식이섬유가 많고 전분이 적은 채소(아티초크, 치커리, 아스파라거스, 셀러리, 새싹류 아보카도), 밀가루 이외의 잡곡(아마란스, 현미, 피, 조, 퀴노아 등), 메밀, 다음 항목에서 소개하는 디톡스 스무디

간, 신장의 디톡스를 도와주는 식품

아티초크, 아스파라거스, 사탕무, 셀러리, 배추, 새싹류, 우엉, 석류

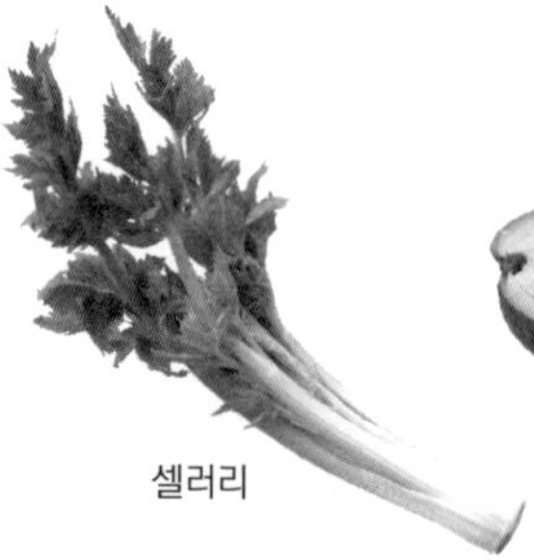

셀러리

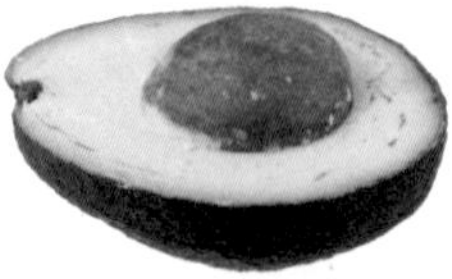

아보카도

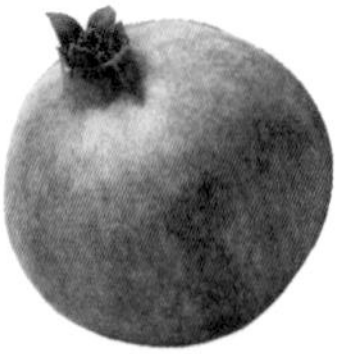

석류

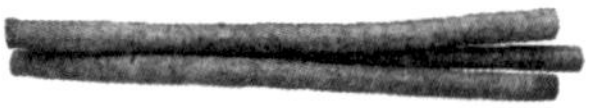

우엉

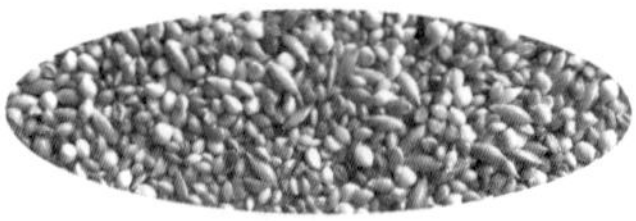

피·조

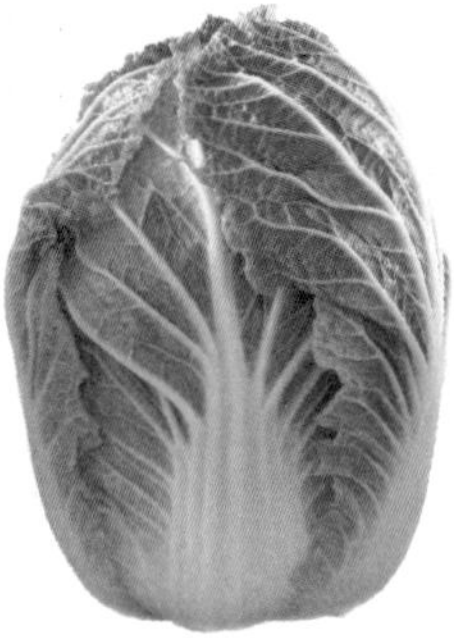

배추

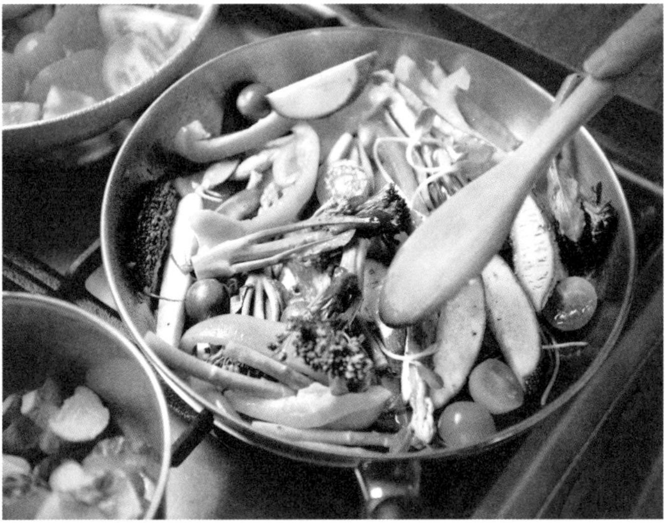

본래 몸이 갖고 있는 해독 기능은 매우 잘
만들어져 있다. 자연적으로 갖추어진 뛰어난 기능을
작용하게 하려면 해독의 구조를 이해하고
필요한 영양소를 보충하는 식사를 해야 한다.

디독트 음식 :
해독력을 높이는 간단 메뉴

여기에서는 해독력을 높이는 디톡스 음식 메뉴를 소개한다. 채소를 메인으로 치킨이나 연어에서 양질의 단백질을 보충할 수 있는 메뉴다. 드레싱이나 주스도 직접 만들어보자. 특히 직접 만든 신선한 채소 주스는 채소의 양도 종류도 충분히 넣을 수 있어서 추천한다. 과일이 아닌 채소를 중심으로 하는 것이 핵심이다. 라임즙이나 레몬즙을 첨가하면 채소의 풀냄새나 쓴맛이 사라지고 매일이라도 맛있게 마실 수 있다. 또한 전분이 많은 감자나 고구마 종류는 채소 주스에 맞지 않는다.

습관적으로 채소 주스를 마시면 먼저 장내에 유익균이 증가하고 장내 환경이 좋아진다, 소화력이 향상되고 장의 점막이 건강해져서 장내 면역도 높아진다. 게다가 장과 뇌는 밀접하게 관계되어 있으므로 장이 안정되면 자율신경도 안정되고 뇌혈액관문의 손상도 쉽게 회복된다. 또한 뇌가 건강해지고 신경 장애가 누그러져서 이상한 식이행동이나 정서 불안정도 해소된다.

채소는 가능한 한 무농약, 무화학 비료, 유전자 조작 농산물이 아닌 것을 고르자. 채소 주스는 채소를 통째로 갈아야 해서 이런 점이 특히 중요하다. 유기농 재배나 무농약이라는 표시를 보고 토양오염이 있는 산지가 아닌지 확인하고 고르도록 하자.

수입품이 많은 녹차, 커피 등의 기호품은 씻지 않으므로 무농약, 저농약을 고르자. 가능한 한 가까운 곳에서 자란 신선하고 제철인 작물을 골라야 한다. 가까운 곳에서 자란 농산물은 운송 시간이 짧아서 수확 후 운송에 견디기 위해 산포되는 농약이나 방충제, 방미 가공제가 적게 들어간다. 또 운송 시간이 짧으면 CO_2의 배출도 적어져서 환경보호에 도움이 된다. 다음 쪽부터 해독을 촉진해주는 우리 주변의 식품을 소개한다.

일상적으로 먹으면 좋은 디톡스 식품

채소·과일

브로콜리/브로콜리 새싹, 양배추/방울양배추, 물냉이, 양파, 순무/무, 청경채, 케일, 파, 마늘, 생강, 스피룰리나, 목이버섯/팽이버섯/표고버섯, 아보카도, 키위, 그레이프프루트 등의 감귤류

곡물·종자

아마씨, 퀴노아, 호두, 아몬드, 브라질너트

육류·어패류

양고기, 가리비

허브·조미료·기름, 그 외

타임, 로즈메리, 민트, 바질, 오레가노, 코리앤더, 머스터드, 마늘, 고추냉이, 커민, 강황, 올스파이스, 사과식초, 암염, 된장, 다시마, 누룩소금, 시나몬, 월계수, 올리브오일, 코코넛오일, 참기름, 포도씨오일

※ 허브는 종류를 다양하게 구비해두면 편리하다.

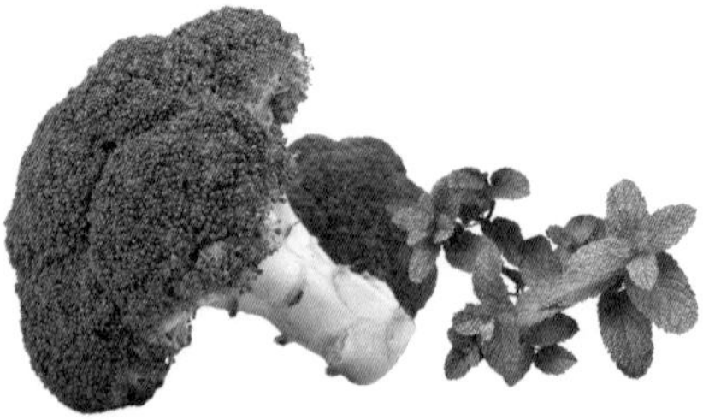

체내에 독소가 들어오지 않는 조미료 선택법

기본적으로 원재료가 간단하고 천연인 것을 고른다

시판 육수 | 화학조미료 등의 화학물질이 첨가되지 않은 것

소금 | 암염

간장 | 거르지 않은 간장

된장 | 유전자 조작이 아닌 무농약 콩으로 만든 화학물질 무첨가 된장

발사믹 식초 | 포도가 주성분으로 첨가물을 포함하지 않고 장기 숙성된 것
(캐러멜 색소 등의 첨가물이 사용되지 않은 것을 선택한다.)

머스터드 | 원재료가 머스터드시드, 식초만인 것

누룩소금 | 원재료가 누룩, 소금, 쌀로만 되어 있는 것

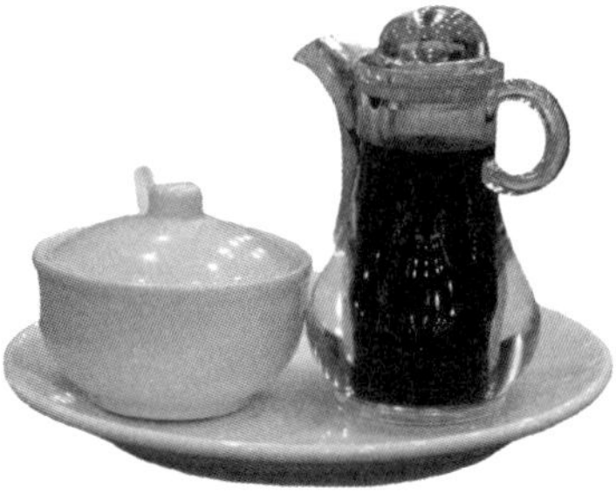

해독력을 높이는 디톡스 음식 메뉴

샐러드 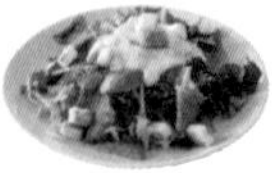

알록달록 샐러드

1. 적양배추, 토마토, 아보카도, 양상추, 양파를 원하는 비율로 담는다.
2. 마지막에 브로콜리 새싹을 올린다.

치킨 샐러드

1. 닭다리 살을 먹기 편한 크기로 자르고 굽는다.
2. 생잎채소, 파프리카나 가지, 토마토, 구운 양파 등을 곁들인다.

치커리 디톡스 샐러드

치커리, 호두, 토마토, 양상추를 원하는 비율로 담는다.

땅의 은총 샐러드

1. 당근, 순무, 무, 연근, 우엉, 고구마, 토마토 등을 좋아하는 비율로 담는다.
2. 드레싱은 누룩소금, 올리브오일, 된장을 좋아하는 비율로 한데 섞어 만든다.

채소 스틱 (출출할 때 간식으로도 추천)

1. 콜리플라워, 당근, 무, 오이 등 채소를 스틱 모양으로 자른다.
2. 디핑 소스는 머스터드, 올리브 열매, 식초, 누룩소금, 올리브오일 등을 좋아하는 비율로 섞는다.

※ 드레싱 : 식초 + 된장 / 화이트 와인 비네거 + 암염 + 머스터드의 조합을 추천

콩 샐러드

1. 양파를 잘게 썰고, 콜리플라워, 토마토, 풋콩, 파프리카, 적양배추를 원하는 비율로 담는다.
2. 드레싱은 다음에 소개하는 드레싱에서 원하는 오일과 향미를 고르고 해바라기씨, 부순 호두, 잘게 썬 파슬리, 신선한 레몬즙과 함께 섞는다.

※ 콩 샐러드의 재료와 밥을 코코넛오일로 볶아 카레가루를 첨가하면 에스닉 디톡스 볶음밥이 된다. 기호에 따라 마지막에 고수를 대충 썰어서 올려도 된다.

샐러드 드레싱

다음과 같은 재료를 기호에 따라 조합해서 즉석에서 직접 만든다.

식초 | 사과 식초, 흑초, 수수 식초, 와인 비네거, 발사믹 식초
오일 | 엑스트라버진 올리브오일, 코코넛오일
향미 | 머스터드, 암염, 허브, 후추, 벌꿀

※ 처음에는 드레싱을 만드는 것이 번거롭게 느껴질 수도 있지만 반드시 손수 만드는 습관을 들이자. 병에 식초, 오일, 향미의 식품을 넣고 밀봉해서 흔들면 바로 만들 수 있다.

해독력을 높이는 디톡스 음식 메뉴

밥&반찬

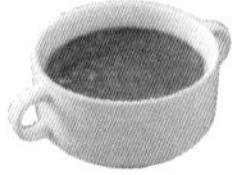

디톡스 덮밥

1. 현미밥에 한입 크기로 자른 아보카도와 토마토, 두껍게 잘라 그릴에서 구운 생선 또는 바삭바삭하게 볶은 뱅어를 올린다.
2. 고추냉이, 누룩소금, 간장을 조금씩 섞어 골고루 끼얹고, 직사각형으로 자른 김과 먹기 편한 사이즈로 자른 브로콜리 새싹을 올린다.

디톡스 냉 두부

1. 소포제가 아닌 천연 간수 응고제를 사용하고, 유기농 콩으로 만든 두부를 먹기 좋게 잘라 준비한다.
2. 두부 위에 두껍게 썬 아보카도, 고추냉이, 잘게 썬 양하를 올리고 참기름을 뿌린다.

사워크라우트

채 썬 무농약 양배추, 월계수잎을 병에 꾹꾹 채운다(4일 후 정도부터 먹기 적당해진다).

디톡스 스프

1. 양파, 마늘, 에샬롯(잘게 썰어서)은 올리브오일을 두른 프라이팬에서 굽는다.
2. 냄비에 양배추, 방울양배추, 우엉, 브로콜리, 순무, 토마토 등을 적당한 크기로 잘라 넣고, 위의 구운 채소를 더하여 재료가 잠길 정도로 물을 부어 불에 올린다.
3. 끓기 시작하면 카레가루, 올스파이스, 코코넛오일, 암염, 후추 등으로 조미한다.

※ 담백한 맛이지만 채소의 단맛으로 충분히 맛이 난다. 부족한 사람은 바질, 오레가노 등의 허브를 넣어보자. 동물성 식품을 사용할 때는 회향을 추천한다.

※ 일식 풍으로 하려면 일본식 육수(다시)로 맛을 낸다.

※ 잘게 썬 에샬롯은 올리브오일을 두른 프라이팬에 고소하게 볶아 냉동 보관해두면 편리하다.

디톡스 스튜

1. 브로콜리, 감자, 토마토, 양파, 당근, 에샬롯, 셀러리를 육수, 올리브오일, 암염, 월계수, 파슬리, 후추와 함께 냄비에 넣고 뚜껑을 닫고 불을 켠다.
2. 재료가 부드러워질 때까지 15분마다 뒤섞는다.

추천 디저트

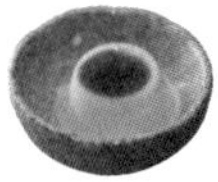

※ 단것은 적극적으로 추천하지 않지만 단것을 좋아해서 많이 먹어온 사람이 갑자기 끊는 것은 어려운 일이다. 입이 심심하고 단것을 먹고 싶다면 예전처럼 가공식품을 사지 말고 다음의 과자 레시피를 시도해보자. 시판 제품을 먹는다면 설탕을 사용하지 않은 단술도 추천한다.

굳히기만 하면 되는 간단한 디저트

재료 | 카카오파우더, 타로고구마, 두유(무첨가), 콩비지, 아보카도, 코코넛오일
코코넛 플레이크, 스테비아, 소금

만드는 법

1. 재료를 전부 섞어서 부드러운 페이스트 상태가 될 때까지 저어준다.
2. 냉장고에서 굳힌다.

가루차 한천

재료 | 천연의 한천(무표백/무첨가), 물

만드는 법

1. 적정량의 한천을 뜨거운 물에 끓인 뒤 냉장고에서 식혀서 굳힌다.
2. 기호에 따라 팥, 가루차 파우더, 스테비아와 녹인 흑설탕 등을 더하면 좋다.

해독력을 높이는 디톡스 음식 메뉴

촉촉한 생초콜릿

재료 | 코코넛오일 100g, 코코아파우더(무첨가), 참깨 페이스트, 벌꿀, 두유(무첨가)

만드는 법

1. 코코넛오일을 볼에 넣고 중탕으로 녹인다.
2. 볼을 꺼낸 뒤 코코아파우더를 넣고 섞는다.
3. 참깨 페이스트, 두유(무첨가), 꿀을 넣고 다시 섞는다.
4. 매끈해지면 평평한 용기에 부어 넣고 매끈하게 편다.
5. 냉장고에서 1시간 굳힌 다음 주사위 모양으로 자르고 코코아파우더를 묻힌다.

추천 메뉴

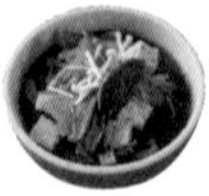

양식

전채 | 그린 샐러드, 토마토, 아보카도

※ 드레싱 : 엑스트라버진 올리브오일, 발사믹 식초, 암염

메인 | 가리비 그릴, 브로콜리와 버섯 에샬롯 볶음, 와일드 라이스

일식

잡곡밥, 국 한 가지와 반 찬 세 가지, 채소, 발효식품

국 한 가지 | 미역, 파, 무 등 채소가 듬뿍 들어간 된장국

주 반찬 | 정어리 회

부 반찬1 | 브로콜리 볶음

부 반찬2 | 냉 두부(파, 생강을 듬뿍 올린다), 또는 문어, 양하, 오이 절임

※ 부 반찬 한 가지를 낫토 등 발효식품으로 한다.

※ 이 메뉴로 이소플라본, 폴리페놀, 오메가3, 식이섬유, 유산균을 섭취할 수 있다.

해독력을 높이는 디톡스 음료

추천 드링크

디톡스 스무디

스피룰리나 20g, 두유(무첨가), 혹은 라이스밀크, 아보카도, 스테비아, 땅콩 이외의 너트(아몬드 등), 오가닉 단백질 파우더(쌀, 완두콩, 삼 유래의 단백질), 치아시드 혹은 아마씨, 소송채나 케일 등의 녹황색 채소와 라임즙이나 레몬즙을 믹서로 갈아서 섞는다.

※ 과일보다 채소를 중심으로 만들자.

※ 즙만 내어 주스로 만들면 섬유질이 버려지므로 섬유질까지 풍부하게 섭취할 수 있는 믹서를 추천한다.

디톡스 두유 요구르트

사워크라우트, 2~3큰술을 무첨가 두유에 넣는다.

디톡스 드링크

오가닉 녹차, 타히보 티(장을 깨끗하게 하는 허브티), 민트 티

※ 커피는 추천하지 않지만 좋아하는 사람은 오가닉 커피를 고르자.

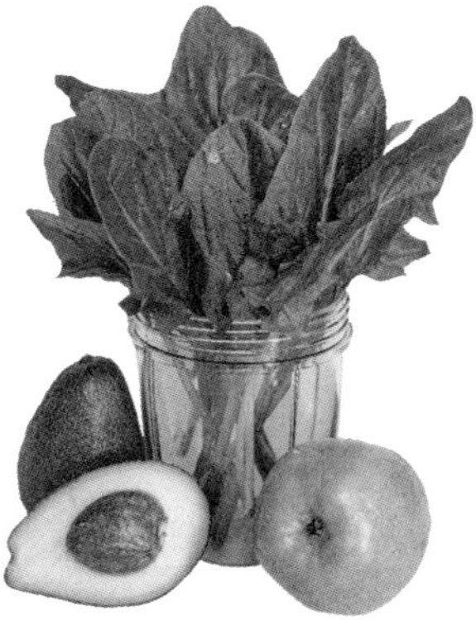

자신도 잘 알지 못하는 식품 알레르기가 있다

식품 중에는 잔류 농약이나 첨가물, 조리기구나 플라스틱 용기, 토양오염 물질 등 모든 사람에게 유해한 것과 자신에게만 유해한 것이 있다. 후자는 알레르겐allergen이다. 알레르겐이란 알레르기를 일으키는 식품을 말한다. 땅콩 알레르기나 갑각류 알레르기처럼 먹은 직후에 심한 증상이 나오는 즉시형 알레르기는 잘 알 것이다.

하지만 눈에 띄는 알레르기 증상이 없어도 사실은 몸에 맞지 않는 숨겨진 알레르기도 있다. 이것을 지연형 알레르기라고 한다. 지연형이라고 부르는 이유는 장에 음식물이 도달해도 소화되지 않고 이물과의 면역 반응이 일어나서 소화되지 않은 물질이 장에서 온몸으로 순환되어 온몸의 다양한 증상이 일어나는 반응이기 때문이다.

즉 반응하기까지 시간차가 있는 알레르기 반응이다. 이 시간차가 우리가 자각할 수 없을 만큼 이어져 오랜 기간에 걸쳐 장을 좀먹는 몹쓸 알레르기다. 지연형 알레르기를 일으키는 알레르겐 식품을 먹으면 장의 밀착연접이 약해지고 그곳에서 오비소겐과 그 외 여러 가지 독소가 체내에 들어온다.

따라서 알레르겐을 제거하는 음식은 장의 기능을 개선하는 식사이며 몸 본래의 해독력을 높이기 전에 준비 체조를 하는 식사다. 장을 개선하는 일이 해독력을 높이는 토대가 된다.

만약 다음 쪽의 체크리스트 중에 A가 하나 이상 해당하고, B에도 해당하는 것이 있다면 지연형 알레르기일 가능성이 있다. 해당하는 사람은 반드시 전문기관에서 검사를 해보자.

지연형 알레르기가 있는지 알아보자

A

- ☐ 식후에 속쓰림이나 복부 팽만감이 있다.
- ☐ 위장염, 설사, 변비, 복통, 구역질이 일어난 적이 많다.
- ☐ 만성적인 두통이 있다거나 항상 머리가 무겁다.

B

- ☐ 현기증이 자주 난다.
- ☐ 우울함, 불면 경향
- ☐ 아토피성 피부염이 있다.
- ☐ 여드름이 잘 난다.
- ☐ 얼굴이 자주 붉어진다.
- ☐ 눈 밑에 다크서클이 자주 생긴다.
- ☐ 관절통이 있다.
- ☐ 잘 붓는다.
- ☐ 부비동염이 있다.
- ☐ 귀고름, 귀의 감염증이 생긴 적이 있다.
- ☐ 비만, 살이 잘 빠지지 않는다.
- ☐ 만성피로
- ☐ 알레르기 체질
- ☐ 갑상샘 기능 이상

세 가지 기름을 균형 있게 섭취하라

—

여기에서는 불포화 지방산이라는 잘 굳지 않는 기름에 대해 이야기한다. 오메가3는 몸에 좋은 기름이며 대표적인 것이 DHA, EPA다. DHA, EPA를 풍부하게 포함한 식품은 푸른 생선이다. 지방질의 일종인 오메가3 지방산에는 분명히 항염증 작용, 면역력 증강 등의 효과가 있다. DHA, EPA는 관절통이나 두통, 당뇨병, 치매 예방, 피부 미용 효과도 있다. 염증성 음식이 넘치는 가운데 반드시 적극적으로 섭취했으면 하는 식품이다.

다만 섭취 방법에 조심하지 않으면 역효과가 난다. 오메가3 계열의 오일에는 α리놀렌산이라는 오메가3를 포함하는 식물성 오일도 있지만 잘 굳지 않는 구조인 만큼 산화하기 쉬운 약점이 있다. 생선도 신선할 때 먹자.

식물성 오메가3는 원료의 종자 형태로 섭취하면 실용적이다. 가루 형태나 굵게 간 들깨 종자나 아마씨를 추천한다. 샐러드나 밥에 뿌리거나 스무디 재료로 사용할 수도 있다. 특히 아마씨는 미라클 푸드라고 불릴 정도로 우수하다. 리그난lignan이라는 피토에스트로겐phytoestrogen이 풍부하고 섬유도 많으므로 에스트로겐계 오비소겐인 비스페놀A나 프탈산 등을 안고 체내에서 빠져나가는 작용이 있다. 그 외 양고기나 치아시드도 오메가3가 풍부해서 추천하는 식품이다.

다만 오메가3가 좋다고 해서 그것만 먹는 것은 문제다. 오메가6, 오메가9의 기름도 균형 있게 섭취하도록 하자. 오메가6는 견과나 아보카도에 풍부하다. 기름도 마카다미아 너트 오일이나 아몬드오일, 그레이프프루트 시드 등 견과나 종자 계열의 기름을 고르자. 오메가6는 오메가3에 비교하면 잘 산화되지 않으므로 오일 섭취해도 상관없다. 오메가9은 올리브오일을 먹으면 된다. 차광성 유리병에 담긴 최대한 좋은 질의 제품을 고르도록 하자.

오비소겐
위험한 식품
위험한 일상용품
해독의 원리
디톡스 라이프

해독에는 음식 에너지가 절대적으로 필요하다

나는 기본적으로 무언가를 먹어서는 살을 뺄 수 없다고 생각하며, 단식을 추천하는 일도 거의 없다. 특정 음식만 먹거나, 자신의 소화능력을 넘을 정도의 과식을 하거나 혹은 공복을 참는 방법은 해독에는 맞지 않기 때문이다.

해독에는 모든 영양소가 필요하다. 여기에서 간단히 복습해보자. 3대 영양분인 탄수화물, 지방, 단백질은 각각 소화되어 당질, 지방질, 아미노산이라는 영양소가 된다. 이것이 미토콘드리아에서 대사되어 에너지가 된다.

먼저 해독하는 데에는 반드시 에너지가 필요하다. 몸에서 독소 등의 이물질을 해독해야 할 때는 반드시 에너지원인 영양, 즉 당질이 있어야 한다. 여기에서 말하는 당질은 가공품이 아닌 자연 그대로의 채소나 과일에서 온 것이다. 이것은 식이섬유, 비타민, 미네랄이 풍부해서 해독에 알맞다.

전통적인 주식 중에 적당한 양의 쌀이나 잡곡을 섭취하면 되는데, 무농약이나 유기농으로 재배한 것을 고르면 좋을 것이다. 그런데 쌀에는 잔류 농약이 있기 마련이다. 쌀과 당뇨병 위험성의 관련성은 새로울 것이 없지만 쌀에 잔류한 비소가 당뇨병 유발에 관련이 있다고 지적하는 전문가도 있다.

그러면 남은 영양분, 단백질과 지방도 살펴보자. 단백질과 지방은 세포의 골격을 만들거나 호르몬 재료도 된다. 단백질 유래의 아미노산은 해독 반응에 꼭 필요한 성분이다. 가령 타우린이나 시스테인 등은 해독을 위한 아미노산이다. 최강의 해독 성분 글루타싸이온은 세 가지 아미노산으로 만들어진 물질이다. 따라서 양질의 단백질을 식사로 섭취할 필요가 있다. 단백질은 소화하기 어려우므로 무제한으로 먹으면 위장에 부담이 된다. 가능한 한 담백한 식물이나 생선에서 섭취하면 좋다.

지방은 뇌에 필요하다. 뇌는 지방질이 풍부한 만큼 독소에 취약하므로 뇌를 지키기 위해서는 양질의 지방질이 있어야 한다. 뇌에 나쁜 기름은 두 종류가 있다. 하나는 포화지방산이라는 안정되고 상온에서 고체가 되는 단단한 기름으로 돼지기름이나 우지 등의 고기 지방이다. 다른 하나는 가공유지인 트랜스지방산이다. 이것은 염증성이므로 살찌지 않는 몸이나 해독에는 당연히 해롭다.

섭취해야 할 좋은 기름은 전 항목에서도 소개한 잘 굳지 않는 기름, 즉 생선 기름이나 아마씨 기름 등의 불포화지방산이다. 그 외에도 아보카도, 아몬드, 호두도 추천한다. 아보카도에 식이섬유도 풍부하다는 것은 말할 것도 없다.

정리하자면 디톡스 라이프에는 일단 채소가 꼭 필요하다. 농작물은 잔류 농약을 의식해서 고르자. 밀가루와 정제 당분은 원칙적으로 제외한다. 단백질도 지방도 필요하지만 뭐든지 먹어도 되는 것은 아니다. 소화가 잘 되는 양질의 단백질을 적정량 먹는 것이 기준이다. 조리기구, 식사 도구, 그릇은 플라스틱이 아닌 제품을 사용한다.

영양제는 살아 있는 장내 세균과 마그네슘을 추천한다

부족한 영양소는 영양제로 보충하자고 생각하는 사람도 있을 것이다. 다만 영양제라고 다 좋은 것은 아니다. 그중에는 영양학적인 근거가 부족한 것도 있고 첨가물의 질이나 흡수율, 성분의 함유량 문제도 있다. 오비소겐이 포함되어 있는 것조차 있다. 그래서 나는 자기 판단으로 영양제를 먹는 것을 추천하지 않는다.

정말로 효과가 있는 것은 널리 알려지지 않은 것이다. 내 클리닉의 환자 중에도 지금까지 많은 영양제를 먹어왔지만 몸 상태가 좋지 않다는 사람이 많다. 그래서 복용 중인 영양제의 리스트를 보면 유용성이 부족해 보이는 제품들이 쭉 늘어서 있어서 안타까운 적이 많았다.

특히 인기 높은 항산화제 비타민C, 비타민F, 카로틴 등은 식품으로 섭취하는 이외의 방법, 즉 영양제로 지나치게 섭취하면 효과가 없을뿐더러 DNA의 손상이 일어난다고 지적하는 전문가도 있다.

그래서 잘 알려진 영양제에 회의적이지만, 그중에서 추천을 하자면 두 가지를 꼽고 싶다. 하나는 살아 있는 장내 세균이다. 체내의 미생물군은 건강을 좌우하는 가장 중요한 요인으로 주목받고 있다. 그중에서도 장내 세균총은 온몸의 면역과 뇌의 건강까지 관여하는 중대한 역할을 담당하고 있다. 장내 세균 균형을 양호하게 하는 일은 당연히 장내 환경을 비만 패턴에서 살이 찌지 않는 패턴으로 바꾸게 한다.

장내 세균을 내세우는 제품은 많이 있지만 살아 있다는 점이 중요하다. 안정제나 첨가물이나 풀로 굳힌 형태의 제품에 효과를 기대할 수는 없다. 불순물과 첨가물 없이 순수하게 유산균과 비피더스균만 캡슐에 들어간 제품을 고르자. 좋은 제품이라면 위산, 담즙산, 소화효소의 영향을 받지 않고 장까지 안정적으로 도달한다고 증명되어 있을 것이다.

그런 양질의 제품은 냉장보관을 해야 한다. 상온에서 보관 가능한 제품은 살아 있지 않은 형태의 약제이거나 안정제를 사용하고 있다. 냉장보관인 것은 조금 다루기가 번거롭다는 생각이 들 수 있지만 양질의 장내 세균을 정기적으로 섭취하는 이점은 헤아릴 수 없다.

또 하나 추천하고 싶은 것은 마그네슘이다. 마그네슘은 해독 기능, 근육의 움직임, 심장 맥박, 편안한 휴식, 뇌세포의 안정 등에 필수다. 이만큼 중요한 영양소임에도 많은 사람이 마그네슘 부족에 빠져 있다.

그 이유 중 하나가 중금속 중독을 들 수 있다. 수은이나 납 등 모르는 사이에 중금속을 섭취하면 마그네슘 부족이 된다. 마그네슘은 세포가 생존하기 위한 필수 전해질(미네랄)이다. 미토콘드리아에서 생성된 에너지를 운반하는 ATP의 움직임도 마그네슘에 의존한다. 또한 몸의 어느 세포라도 활성화, 회복, 재생 시에 에너지를 필요로 하는데 이것도 마그네슘에 좌우된다.

체내에는 건강을 유지하기 위해 작용하는 효소가 많이 있다. 산소에는 함께 작용하는 조효소가 꼭 필요한데 몸의 효소의 대부분을 차지하는 300종의 효소의 조효소로 작용하는 것이 사실은 마그네슘이다. 게다가 뼈의 건강이라고 하면 일단 칼슘이 떠오르겠지만 실제로는 칼슘은 마그네슘과 동시에 작용해서 뼈를 건강하게 한다.

그 외에도 혈관의 유연함, 근육의 이완, 장의 연동 운동, 정서 안정과 편안한 휴식에도 마그네슘이 큰 역할을 한다. 그런데 마그네슘은 체내에서 수은과 경합하므로 체내에 수은이 쌓이면 마그네슘이 제 역할을 다하지 못한다.

영양제를 통해 마그네슘 부족을 해소하려면 글리신산 마그네슘이나 구연산 마그네슘을 추천한다. 변비약으로 쓰이는 산화마그네슘은 사실 위산분비를 저하하고 소화를 어렵게 하므로 피해야 한다.

다시 말하지만 비타민D_3와 마그네슘의 조합은 뼈, 해독, 면역, 대사, 암 예방 대책을 마련하는 데 기초를 다지게 해줄 것이다.

몸 안을 깨끗이 해서 새로운 자신을 만들어가자

이제는 거의 모든 만성질환이 환경 요인에서 비롯되었다고 말해도 과언이 아니다. 지구에는 현재 7만 종이나 되는 환경 화학물질이 존재하고 있다. 그곳에서 매년 2,000여 종의 새로운 화학물질이 추가된다. 아기의 탯줄에서는 평균 200종의 유해물질이 발견된다. 태어나자마자 환경 독소의 부담을 지고 갖가지 독소가 넘치는 세상으로 뛰어드는 것이다.

비만을 비롯해서 당뇨병, 고혈압, 과민성 대장 증후군, 아토피, 불임 등 훗날 병에 걸리지 않는 것이 이상할 정도의 환경이다. 다만 역으로 말하자면 원인이 되는 환경 요인에 대처하기만 해도 비만에서 시작되는 병을 예방하고, 이상 증세를 치유하는 등 그 효력은 헤아릴 수 없다.

이 책에서는 쉽지 않은 내용도 다루고 있지만 전달하고 싶은 핵심은 다음과 같다.

→ 몸의 이상 증세에는 반드시 원인이 있고, 그 원인이 되는 요인은 일반적인 음식물과 몸 주변의 환경 속에 있다. 이상 증세를 유발하는 원인을 찾아내는 습관을 들이자.

→ 독소는 도처에 존재한다. 처한 환경을 비관하기보다 오늘부터 가능한 일을 찾아 디톡스 라이프를 시작하자.

→ 식사는 공복을 채우기 위한 의식이 아니다. 먹으면서 몸을 정화하는 것을 즐기자.

각 장의 이론들은 필요할 때마다 찾아 읽기를 바란다. 가령 침실의 인테리어를 생각할 때나 타지 않는 프라이팬을 사용할 때, 그 부분을 찾아서 읽는 것이다.

이 책이 계기가 되어 식사에 관한 의식이 바뀌거나 방 청소, 생필품, 환경 요인에 눈을 돌리는 사람이 한 사람이라도 늘어난다면 더할 나위 없이 기쁠 것이다.

가쿠 레이카 賀来怜華

Am J Ind Med. 1994 Feb;25(2):165-76. Prevalence of depression among electrical workers. Savitz DA1, Boyle CA, Holmgreen P.

Rev Environ Health 2016 Sep 1;31(3):363-97. EUROPAEM EMF Guideline 2016 for the prevention, diagnosis and treatment of EMF-related health problems and illnesses. Belyaev I

Electromagn Biol Med. 2014 Jan;33(1):75-8. Evidence that dirty electricity is causing the worldwide epidemics of obesity and diabetes. Milham S1.

Environ Res. 2016 Apr;146:379-87. Association of early life exposure to bisphenol A with obesity and cardiometabolic traits in childhood. vafeiadi M

Reprod Toxicol. 2017 Mar;68:3-33. Metabolism disrupting chemicals and metabolic disorders. Heindel JJ

Am J Obstet Gynecol. 2016 May;214(5):559-65. Obesogens: an emerging threat to public health. Janesick ASI, Blumberg B2.

Nat Rev Endocrinol. 2013 Aug;9(8):494-500. The obesogenic effect of high fructose exposure during early development. Goran M

Endocrinology. 2006 Jun;147(6 Suppl):S50-5. Environmental obesogens: organotins and endocrine disruption via nuclear receptor signaling. Grün F

Environ Health Perspect. 2015 Jun;123(6):636-42. In utero and childhood polybrominated diphenyl ether exposures and body mass at age 7 years: the CHAMACOS study. Erkin-Cakmak A

Environ Health Perspect. 2012 May;120(5):668-73. Prenatal exposure to perfluorooctanoate and risk of overweight at 20 years of age: a prospective cohort study. Halldorsson TI1

Environ Health Perspect. 2012 Jun;120(6):779-89. Role of environmental chemicals in diabetes and obesity:a National Toxicology Program workshop review. Thayer KA

Pediatr Res. 2017 Sep;82(3):405-415. Association of prenatal urinary phthalate metabolite concentrations and childhood BMI and obesity. Harley KG

Sci Total Environ. 2017 Dec 31;607-608:1096-1102. Persistent organic pollutants and risk of diabetes and obesity on healthy adults: Results from a cross-sectional study in Spain. Henríquez-Hernández LA1

Environ Int. 2017 Aug 2;108:11-21. Metabolic syndrome is associated with exposure to organochlorine pesticides in Anniston, AL, United States. Rosenbaum PF

Food Chem Toxicol. 2017 May;103:79-85. The need to revisit ochratoxin A risk in light of diabetes, obesity, and chronic kidney disease prevalence. Chen C

Int J Mol Sci. 2017 Jul 11;18(7). Obesity and Asthma: A Missing Link. Gomez-Llorente MA

BMC Gastroenterol. 2015 Aug 11;15:100. Comparison of the gur microbiota compositon between obese and non-obese individuals in a Japanese population, as analyzed by terminal restriction fragment length polymorphism and next-generation sequencing. Kasai C

Benef Microbes. 2017 Aug 24;8(4):545-556. Gut microbiota dysbiosis associated with glucose metabolism disorders and the metabolic syndrome in older adults. Lippert K

Curr Obes Rep. 2014 June 1; 3(2):273-285. What Are We Putting in Our Food That Is Making Us Fat? Food Additives, Contaminants, and Other Putative Contributors to Obesity Amber L

Res Nurs Health 30(3):297-307. 2017 Taking the long view: the prenatal environment and early adolescent overweight. Salsberry PJ, Reagan PB.

Sci Total Environ. 2017 Dec 1;599-600:68-75. Monitoring of bisphenol A and bisphenol S in thermal paper receipts from the Italian market and estimated transdermal human intake: A pilot study. Russo G

Diabetes Metab Syndr Obes. 2017 Mar 21;10:101-109. Early-life chemical exposures and risk of metabolic syndrome. De Long NE1.

Sci Total Environ. 2017 Dec 1;601-602;741-755. 2017 Jun 1. The role of cadmium in obesity and diabetes. Tinkov AA

Dose Response. 2015 Jun 12;13(2): 1559325815590395. Prenatal Exposure to BPA and Offspring Outcomes: The Diabesogenic Behavior of BPA. Alonso-Magdalena P1

Environ Res. 2015 Apr;138:173-80. The influence of obesity on blood mercury levels for U.S. non-pregnant adults and children: NHANES 2007-2010. Rothenberg SE

오비소겐

독소의 역습

1판 1쇄 | 2018년 11월 26일
지 은 이 | 가쿠 레이카
옮 긴 이 | 정 지 영
발 행 인 | 김 인 태
발 행 처 | 삼호미디어
등　　록 | 1993년 10월 12일 제21-494호
주　　소 | 서울특별시 서초구 강남대로 545-21 거림빌딩 4층
www.samhomedia.com
전　　화 | (02)544-9456(영업부) / (02)544-9457(편집기획부)
팩　　스 | (02)512-3593

ISBN 978-89-7849-591-2 (13510)

이 도서의 국립중앙도서관 출판예정도서목록(CIP)은
서지정보유통지원시스템 홈페이지(http://seoji.nl.go.kr)와
국가자료공동목록시스템(http://www.nl.go.kr/kolisnet)에서 이용하실 수 있습니다.
(CIP제어번호 : CIP2018034523)